可以不近视

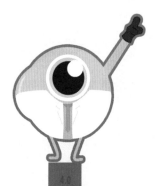

王幼生　代秋楠　主编

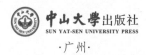

中山大學出版社
SUN YAT-SEN UNIVERSITY PRESS
·广州·

图书在版编目（CIP）数据

可以不近视 / 王幼生，代秋楠主编 .—广州：中山大学出版社，2020.8
ISBN 978 – 7 – 306 – 06926 – 9

Ⅰ. ① 可 … Ⅱ. ① 王 … ② 代 … Ⅲ. ① 近视—防治 Ⅳ. ① R778.1

中国版本图书馆 CIP 数据核字（2020）第 147206 号

KEYI BU JINSHI

出 版 人：王天琪
策划编辑：曾育林
责任编辑：曾育林
封面设计：吴俊卿
责任校对：梁嘉璐
责任技编：何雅涛
出版发行：中山大学出版社
电　　话：编辑部 020 - 84113349，84110283，84111997，84110776
　　　　　发行部 020 - 84111998，84111981，84111160
地　　址：广州市新港西路 135 号
邮　　编：510275　传　　真：020 - 84036565
网　　址：http://www.zsup.com.cn　E-mail：zdcbs@mail.sysu.edu.cn
印 刷 者：广州市友盛彩印有限公司
规　　格：880mm×1230mm　1/32　3.875 印张　150 千字
版次印次：2020 年 8 月第 1 版　2020 年 8 月第 1 次印刷
定　　价：28.00 元

前　言

随着经济的高速发展，我们已经悄然进入移动信息时代，大量的信息要通过眼睛从移动终端获取，从而令眼睛承受着前所未有的近距离工作负担。据报道，2018年全国儿童、青少年总体近视率为53.6%，其中高中生为81%，这意味着将来我国的成年劳动者中，不近视的不足两成，这将严重影响我国人口的素质。

眼睛是心灵的窗户。眼睛不但是接受信息的器官，还可衬托美貌、传递情感。眼睛连通大脑，是大脑功能开发的通路。近视除了影响视力，还会影响运动、阅读、理解等，甚至会影响心理健康。

"共同呵护好孩子的眼睛，让他们拥有光明的未来。"在党和国家的高度重视下，儿童、青少年近视综合防控已经成为国家战略，由政府主导、全社会参与的科学防控近视工作已经在神州大地拉开了帷幕。

本书以小标题的形式，将与近视防控相关的知识逐一呈现。通过简单的阐述，把我们近十年来近视防控的成果和心得分享给读者。读者可以利用碎片时间，轻松地了解各自关心的问题。

在本书编写的最后阶段，新冠肺炎突然暴发。在对健康备感珍惜之余，我们对疾病预防也有了更深的认识。疫情期间，中医药在抗疫中的卓越贡献，重塑了中医在防病、治病中的形象，也为我们写好本书第八章注入了新的动力。

本书的出版，得到了广东省视光学学会、深圳华一眼科视光医生集团、广州一衍信息科技有限公司、广州新锐视光学科技有限公司等单位的大力支持，在此深表感谢。

希望本书的出版，能为人类近视防控贡献一份力量。

编　者
2020 年 5 月 1 日于广州

目录
MULU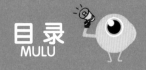

第一章
近视是长出来的

视觉是怎样产生的？

眼球是怎样发育的？

眼球真的就像一部照相机吗？

为什么孩子视力正常，医生却说已经近视了？

为什么有的医生说孩子是远视，要佩戴眼镜，而有的医生说是正常的生理性远视？

为什么有的医生说孩子是弱视，要赶紧治疗，而有的医生说不能草率诊断为弱视，更不要随便采取治疗措施？

⊙ 了解视觉

视觉是通过接收周围环境中的事物所发出或反射出的光的信息，经过知觉和认识而获得知识的过程。人类对外界信息的获得，80%依靠视觉。

视觉是基本的认知活动，与纯粹的光学处理过程有显著区别。

具有视觉能力的人和动物能够从所处的环境中获得知识，并据此对某一特定情况做出适当的反应。

视觉包括形觉、光觉、色觉和立体视觉。

形觉是辨别物体的形状、结构和位置的能力，是视网膜将感受到的物体形式传入大脑，在大脑形成的，包括中心视力（视力）和周边视力（视野）。

光觉是视感觉器对光线刺激后所发生的视感觉反应。人类视网膜有2种光感受器——视锥细胞和视杆细胞，前者在白昼和强光下活动，并区分外界物体的形状及颜色；后者在微弱光线下发生作用，通常仅区分外界物体的形状。

色觉是人眼在白昼和强光下视锥细胞活动时产生的一种感觉。人类具有3种视锥细胞，它们常被称为蓝、绿、红视锥细胞（大致是短波、中波和长波锥细胞）。

立体视觉又称深度觉、空间视觉，是人眼在观察事物时所具有的立体感。立体视觉是后天获得的一种高级视觉功能，其基础主要是双眼视差和融合功能。

⊙ 视觉的发育

大多数视觉功能在出生后发育，并非与生俱来。婴儿的视觉发育见表1-1，儿童的视力发育见图1-1。

表 1-1　婴儿的视觉发育

月　龄	视　觉	视　力
出生时	感受光的存在，对红色较敏感	约为光感
3 个月	感觉黑与白的反差，具有注视与两眼固视的能力	约为 3.3（0.02）
6 个月	可追踪物体，开始建立色彩和立体感觉，开始认知并记忆生活中的常见符号	为 3.6～3.9（0.04～0.08）
8 个月	对于眼前突然消失的物体，会出现寻物的反应，眼手协调较顺利	约为 4.0（0.1）
12 个月	视觉观察与认知能力迅速发展，逐渐认识并记忆文字	约为 4.3（0.2）

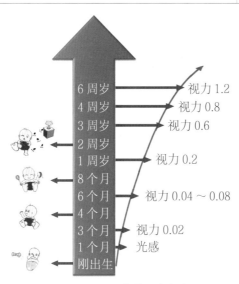

图 1-1　儿童的视力发育

视觉发育的敏感期

　　影响视觉系统的结构和功能的发育有一段关键时期，一般认为，0～8 岁是儿童视觉发育的敏感期，其中，2～3 岁是关键期。儿童的视觉发育见图 1-2。因此，要在儿童视觉发育的敏感期内密切关注和定期检查其视觉的变化，一旦发现视觉发育异常，就须及时治疗。

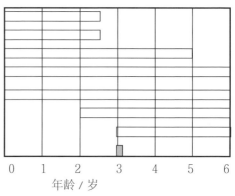

图 1-2　儿童的视觉发育

眼睛是大脑的延伸

视觉中枢坐落于枕叶。视信息在视网膜内形成视觉神经冲动，以 3 个神经元传递，即光感受器—双极细胞—神经节细胞。神经节细胞轴突即神经纤维集合成视神经，经过视神经孔进入颅腔，沿视路将视信息传递到视中枢形成视觉。

视觉的形成有着明显的主观意识参与，而不是单纯对外部世界的反映，见图 1-3。

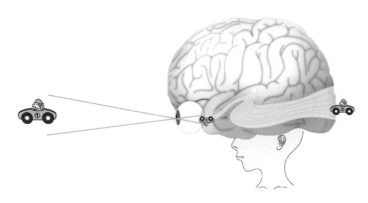

图 1-3　视觉的形成

理解眼睛是大脑的延伸，就能更好地理解眼睛与大脑的同时发育，也能更好地理解早期开发智力促进大脑发育的同时，可能对近视的发生产生影响。

⊙ 双眼视觉

双眼视觉是指外界同一物体分别投射到两眼的黄斑中心凹，经大脑视觉中枢加工整合为单一立体物象的生理过程。两眼视野重合，两眼所见物象的大小、形状、明暗、颜色相似或完全一致，具有正常的视网膜对应，同时有健全的融合功能和协调的眼球运动功能，是产生双眼视觉的基础。

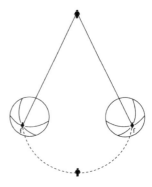

图 1-4　视网膜对应

两眼视网膜具有共同视觉方向的点或区域称为视网膜对应点（图 1-4）。两眼黄斑中心凹具有共同的视觉方向时为正常视网膜对应。若发生斜视，外界同一物体投射在两眼视网膜非对应点上，被感知为两个物像而产生复视；外界不同物体分别投射在两眼黄斑中心凹，两个不同的物像在视觉中枢无法融合，产生混淆视。

为了克服复视和混淆视，常引起以下 4 种改变：

（1）抑制。在两眼同时视物的情况下，主导眼看清物体，另一眼被抑制。

（2）弱视。如果斜视仅限于单眼，斜视眼中心凹的抑制会导致最佳矫正视力下降，形成斜视性弱视。

（3）旁中心注视。弱视程度加重后，受累眼可能丧失中心注视能力，形成旁中心注视。

（4）异常视网膜对应。主要发生在内斜视。在两眼同时视物的情况下，主导眼中心凹与斜视眼周边视网膜可以产生新的对应关系，形成异常视网膜对应。

◉ 弱视

视觉发育期内，异常视觉经验（单眼斜视、屈光参差、高度屈光不正以及形觉剥夺）引起的单眼或双眼最佳矫正视力下降，眼部检查无器质性病变。

弱视诊断时要参考不同年龄儿童正常视力下限，如果视力不低于同龄儿童正常视力下限，双眼视力相差不足2行，又未发现引起弱视的危险因素，则不宜草率诊断。

弱视的发病机制极为复杂，可用双眼异常的相互作用和形觉剥夺这两种理论来解释，见表1-2。

表1-2　不同病因导致弱视发生的机制

病因	双眼异常的相互作用	形觉剥夺
斜视	+	−
屈光参差	+	+
单眼形觉剥夺	+	+
双眼形觉剥夺	−	+

◉ 认识眼球

眼是人体的视觉器官，由眼球、视路和眼附属器三部分组成。其中，眼球略呈圆球形，由眼球壁和眼内容物两部分组成（图1-5）。

（1）眼球壁：作为眼球的外壳，由3层膜组成。

a.外层：巩膜和角膜。

角膜位于眼球外层的前部，透明无瑕，占眼球表面面积的

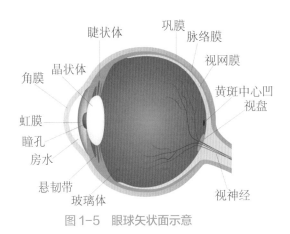

图1-5 眼球矢状面示意

眼球各部位标注：角膜、晶状体、睫状体、巩膜、脉络膜、视网膜、黄斑中心凹、视盘、视神经、虹膜、瞳孔、房水、悬韧带、玻璃体

1/6，是光线进入眼球的第一道关口。

巩膜为白色，坚韧，不透明，占眼球表面面积的5/6，对眼球的内部结构起保护作用。

b.中层：虹膜、睫状体和脉络膜。

虹膜位于眼球中层的前部、晶状体的前面，呈圆环形，中央有约3毫米的圆孔，称为瞳孔。虹膜有瞳孔括约肌和瞳孔开大肌，可以调节瞳孔的大小。当外界光线强时，瞳孔缩小；当外界光线减弱时，瞳孔开大，使眼睛里接受的光线总是恰到好处。

睫状体位于虹膜后部，其悬韧带连接晶状体，参与眼的调节。

脉络膜位于眼球中层的后部，富含色素，具有良好的遮光作用。此外，脉络膜还富含血管，因此，它还兼具营养眼睛的作用。

c.内层：视网膜。

视网膜具有十分复杂的结构，光线到达视细胞后，经过化学变化产生电冲动，经视觉神经通路传达到大脑，产生视觉。

视网膜两种感光细胞的分布位置不同。杆细胞主要分布在周边部，锥细胞主要分布在后极部，感光最敏感的部位在后方的中央，称为黄斑。其一旦受到损害，将明显影响视力。

（2）眼内容物：包括房水、晶状体和玻璃体。

a.房水呈液体状，充满眼球前 1/3 空间（前房），有营养角膜和晶状体以及维持眼内压的作用。

b.晶状体位于虹膜、瞳孔后方，为一对凸透镜。正常人既能看远处又能看近处，全赖于晶状体的调节。在调节的过程中，睫状体的睫状肌也起了重要的作用。

c.玻璃体呈胶冻状，充满眼球后 2/3 空间，对周围的组织（如晶状体、视网膜）有支持、减震和代谢作用。

角膜、房水、晶状体和玻璃体一起组成眼的"屈光系统"，通过屈折光线的作用，将外界的图像聚焦在视网膜上。

眼球就像一部照相机

眼科医生通常把眼球比喻为照相机，因为眼球像照相机一样，有外壳（巩膜），有镜头组合（屈光介质——角膜、房水、晶状体、玻璃体），有光圈（虹膜），能变焦（睫状体、晶状体），有暗箱（脉络膜），还有底片（视网膜）。（图 1-6）

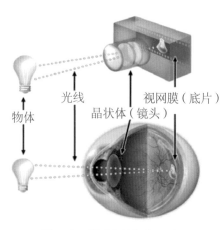

物体　光线　晶状体（镜头）　视网膜（底片）

图 1-6　眼球与照相机示意

然而，眼球与照相机有一个最大的不同，就是像身体会长高一样，眼球也会生长发育。眼球的生长发育表现在眼轴长度的延伸。

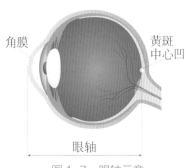

角膜　黄斑中心凹

眼轴

图1-7　眼轴示意

眼轴长度是指眼球的前后径，是衡量眼球发育的关键客观指标。眼轴示意见图1-7。

眼轴的发育速度，在不同年龄段并不相同，可分为快速发育阶段和缓慢发育阶段（表1-3）。

表1-3　眼球发育阶段

发育阶段	年　龄	眼轴增长
快速发育阶段	0～3岁	18毫米→22.5毫米
缓慢发育阶段	3～15岁	22.5毫米→24毫米

有研究显示，眼轴的延伸似乎终止于十三四岁，但此结论可能仅限于正视者，近视者无此年龄限制。近视者14岁后眼轴仍会延长，甚至会迟发性近视，20岁以上眼轴仍可继续延伸。眼轴增长曲线见图1-8。

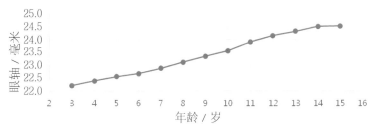

图1-8　眼轴随年龄增长曲线

⊙ 正视化

由于儿童的眼球小、眼轴短，外界物体发出的平行光线进入眼球后，经过屈光介质的折射，焦点落在视网膜的前方，称为远视。随着年龄增长，眼轴增长，远视逐渐减弱，最后成为正视眼。这个从远视到正视的过程，称为眼的正视化。

在正视化的过程中，虽然也伴有其他眼生物参数的改变，如角膜曲率变平，晶状体曲率半径增加，等等，但都比不上眼轴延伸的影响。因此，如果眼轴过度增长，就会成为近视眼。

所以说，近视眼是长出来的。远视、正视、近视眼轴示意见图1-9。

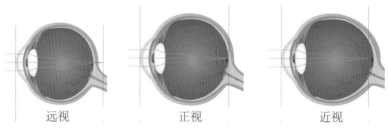

远视　　　　　　　　正视　　　　　　　　近视

图1-9　远视、正视、近视眼轴示意

⊙ 远视储备

从眼睛发育和预防近视的角度看，15岁以前儿童的睫状肌麻痹验光均不应该出现近视的状态。严格地讲，到15岁还保留+0.50 ~ +1.00 D的远视，对于在日后学习强度不断增加的情况下仍然不近视，会有极大的好处。各年龄生理屈光力见表1-4。

表1-4　各年龄生理屈光力

年　龄	生理屈光力 / D
4～5岁	+2.10～+2.20
6～7岁	+1.75～+2.00
8岁	+1.50
9岁	+1.25
10岁	+1.00
11岁	+0.75
12岁	+0.50

调节

为了使近距离目标能聚焦在视网膜黄斑中心凹，需要增加晶状体的曲率（弯曲度），从而增强眼的屈光力。这种为看清近物而改变眼的屈光力的功能称为调节（图1-10）。

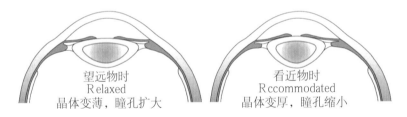

望远物时
Relaxed
晶体变薄，瞳孔扩大

看近物时
Rccommodated
晶体变厚，瞳孔缩小

图1-10　调节示意

调节力也以屈光度为单位。

眼所能产生的最大调节力称为调节幅度。调节幅度随年龄增长逐渐减退而出现老视。

集合与发散

当双眼注视一个由远移近的物体时，两眼视轴向鼻侧会聚的现象称为集合（图1-11）。当双眼所注视的物体由近移远时，两眼的视轴向颞侧发散的现象称为发散。也有人将二者统称为聚散或辐辏。集合和发散是双眼向内或向外的协同运动。

看近物时产生调节，同时引起双眼内转（即集合）。调节越大，集合越大。调节和集合是一个联动过程，二者保持协同关系。

调节时还会引起瞳孔缩小，因此，调节、集合和瞳孔缩小为眼的三联动现象。

瞳孔的直径还随光线的强弱而改变，当强光照射的时候，瞳孔缩小，调节力加强（图1-12）。

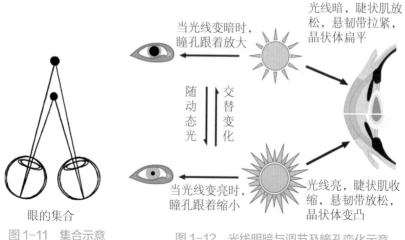

眼的集合

图1-11 集合示意

图1-12 光线明暗与调节及瞳孔变化示意

⊙ 巩膜延伸的机制

眼轴增长是巩膜延伸所造成的。

巩膜是眼球壁的最外一层，上面含有细胞外基质（extracellular matrixc，ECM）。细胞外基质是由细胞合成分泌，分布在细胞表面或细胞之间的大分子构成的网架结构，不仅具有连接、支持、抗压等性能，对细胞的生物活性也具有重要作用。巩膜正是通过改变其 ECM 的生物分子和生物力学特性来调节眼球大小及屈光状态，是近视形成过程中重要的一环。

巩膜 ECM 具有自身的动态平衡，目前已发现多种基因位点、细胞因子、药物及神经内分泌激素参与巩膜 ECM 的重塑过程，导致巩膜的病理性改变，如基质变薄、机械性能减弱等，引起近视发生。

影响巩膜延长的机制目前还不清楚，大致有以下几个研究方向：

1. 远视离焦

外界物体在视网膜后方成像，导致巩膜代偿性地沿着成像方向延长，使外界光线能在视网膜上成像，即"正视化趋势"。

2. 形觉剥夺

当眼部受到遮蔽时，视网膜上形成模糊影像，引起视网膜多巴胺含量降低，导致巩膜组织丢失、变薄，细胞生长减慢，胶原和氨基葡聚糖细胞外基质的含量减少，以及降解增加，从而导致巩膜延长。

3. 调节

调节的作用可能有机械性与生化性两种机制。

有学者认为，视近时，调节除了使前房变浅及晶状体变厚，还使眼轴延长。原因可能是调节时腔体内压力增加，对巩膜产生压力，引起眼轴延长。此作用是暂时性的，但日久后会损害巩膜的弹性，使巩膜在延伸后不易恢复，造成永久性的眼轴延长并发生近视。

此外，调节时也可能会产生某些生化物质，引起一系列反应，最后引起后端巩膜薄弱、眼轴延长而发生近视。

4. 巩膜的生物化学改变

遗传性缺陷造成巩膜薄弱，可导致眼后极部眼轴延长。

近视的分类

1. 按近视度数分类

根据静态屈光状态，分为低度近视、中度近视和高度近视。

（1）低度近视：-0.50 ～ -3.00 D。

（2）中度近视：-3.25 ～ -6.00 D。

（3）高度近视：超过 -6.00 D。

2. 按屈光成分分类

根据造成近视的主要屈光成分，分为轴性近视和曲率性近视。

（1）轴性近视。轴性近视是指眼球的前后径（眼轴）明显延长的一类近视。大多数单纯性近视和病理性近视属于这一类。

（2）曲率性近视。曲率性近视是某一屈光介质曲率过大，或各屈光介质组合异常，使屈光力超过正常范围，而眼轴处于正常范围的一类近视。

3. 根据病程进展及病理变化分类

根据病程进展的速度及是否同时伴有眼部并发症，分为单纯性近视和病理性近视。

（1）单纯性近视。一般近视度数低于 -6.00 D，进展缓慢，没有明显的眼部并发症。

（2）病理性近视。近视度数常超过 -6.00 D，进展快，随着近视加深和年龄增长，可出现多种眼部并发症。

近年来，有专家提出了"隐性近视"的概念。隐性近视指的是 3 ～ 10 岁的学龄前和学龄期，眼轴较同龄人延长，但由于较平的角膜曲率的补偿，以及同时伴有的晶状体调节，掩盖了综合屈光度，使屈光度表现为正常或远视者（表1-5）。临床上，当隐性近视者的眼轴延长超过了其角膜和晶状体的补偿后，常表现为近视"突然"出现和迅速加深。

"隐性近视"概念的提出，更强调了眼轴作为衡量眼球发育的关键客观指标的重要性。

表1-5　隐性近视

	角膜性	年　龄	眼轴增长
隐性近视	晶状体性	0～3岁	18毫米→22.5毫米
		3～15岁	22.5毫米→24毫米
	前房性	前房深度补偿：大于2.5毫米	
	轴性	眼轴发育：大于22.5毫米	

第二章
什么因素造成了近视

家长：我们夫妇都没有近视，怎么孩子就近视了？

青年：我女朋友近视，是否以后我们的孩子一定近视？

家长：我小学时就近视了，我的孩子有可能不近视吗？

⊙ 遗传因素与环境因素

造成近视的原因目前还不十分明了，一般认为与遗传因素和环境因素有关。

大量的实验结果表明，近视眼的易感性是可以遗传的，近视的发生有一定的家族聚集现象。单纯性近视的亲代、同代和子代中发生近视者较多。学生近视的发生率与双亲近视史有关，双亲均为近视者＞双亲之一为近视者＞双亲均无近视者。通过对同卵双生子近视的研究发现，同卵双生子的近视眼表现出较高的一致性。另外，研究表明，近视的发生有明显的种族和地区差别。黄种人的近视发生率最高，白种人次之，黑种人最低。以人群中的青年（15～20岁）为例，在黄种人为主的国家（中国、日本和新加坡），近视发生率已经达到50%～85%；在白种人为主的国家（欧洲和北美洲），近视发生率为20%～35%；在南亚白种人为主的国家（印度）和西裔为主的国家（南美洲），近视发生率为10%～20%；而在以黑种人为主的国家（非洲），近视发生率则低至10%以下。

人们很早就认为视近会引起近视。早在1611年，开普勒就提出视近是近视的原因。到了19世纪，有学者观察到学生的近视发生率随着学龄的增加而增高，认为可能是近距离工作的后果，近距离工作在当时普遍被认为是近视的原因。此后，西方国家一度倾向于遗传学说，但是，因为近年来流行病学和动物实验发现了很多支持环境因素的证据，所以环境在近视病因中起的作用又重新得到确认。

⊙ 遗传因素的机制

　　近年的研究认为，病理性近视主要是遗传造成的。其遗传方式有常染色体隐性遗传、常染色体显性遗传、X连锁隐性遗传等。从 20 世纪 70 年代起，我国对病理性近视进行了大组家系分析、群体遗传学研究和最大或然法的聚集分析，对病理性近视的遗传规律做了较详细、全面的研究，结果显示，我国病理性近视最主要的遗传方式为常染色体隐性

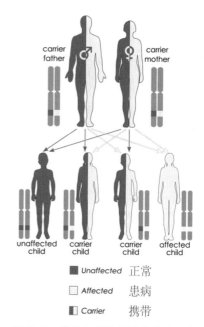

图 2-1　常染色体隐性遗传发病示意

遗传。隐性遗传符合三条规律：①双亲均患病时，子代 100% 发病。②双亲之一患病，若配偶为正常，则子代均为携带者，表现正常；若配偶为携带者，则子代 50% 发病。③双亲均为携带者，子代 25% 发病。图 2-1 为常染色体隐性遗传发病示意。

　　单纯性近视倾向于多因子遗传，即遗传因素与环境因素的共同结果。也就是说，每个个体是否发生单纯性近视，视其近视易患度是否超过一定阈值，如超过一定阈值，则发生近视。易患度是每个个体的遗传因素和环境因素的总和。遗传因素是多对基因作用的后果，这些基因的作用是等效、微效和积累的。

⊙ 持续近距离作业

　　持续近距离工作（包括时间、距离两个因素）是导致近视的主

要原因。有学者对近视与读写时间进行了前瞻性的调查，对一些目前尚无近视，但是课余读写时间不同的学生分别进行了 2 年的随访，发现每天课余读写时间为 1～2 小时、3 小时和 4 小时的原正视学生，2 年内近视发病率分别为 7.9%、16.9% 和 25.6%，这说明读写时间越长越容易近视。

近视不仅与用眼时间相关，还与阅读距离太近及持续阅读有关。许多研究通过调查问卷发现，阅读距离近（小于 30 厘米）与高度近视发病及近视进展快呈正相关。有研究显示，近视儿童的平均阅读距离为 18.48 厘米，明显低于正视儿童的平均阅读距离 22.65 厘米，差异具有显著性。有学者经过 20 多年的长期随访后发现，儿童时期阅读距离较近的女生成年后近视度数更高。

Wang 等（2012 年）的研究发现，中国正视眼小学生的平均阅读距离小于 30 厘米。小学生不使用课桌时的平均阅读距离为 28.5 厘米，使用课桌时的平均阅读距离为 25.4 厘米，平均读写距离为 20.6 厘米。其中，二年级小学生的平均读写距离只有 16.3 厘米。这种状况必须引起重视。

读写姿势

读写姿势包括坐姿和握笔姿势。

上海市小学生读写姿势的现状调查显示，有 79.6% 的小学生读写姿势不良，近视学生高于不近视学生。在三项读写姿势中，胸桌距离的不良率最高，为 64.6%；其次为眼书距离不良率，为 42.5%；不良率最低的为手笔尖距离，为 29.8%。近视、学习成绩差、上学日每天做作业超过 3 小时、双休日每天屏前时间超过 5 小时的小学生，读写姿势不良率相对较高。

对头位姿势与近视关系的研究，早期还有一种说法：身体直立而颈部向前弯曲的姿势常会引起眼内压升高，导致巩膜膨胀，进而引发近视。有学者认为，头位姿势导致的眼外肌紧张及眼充血会引起近视。动物实验也有类似发现。近期，有学者研究近视眼的习惯头位姿势发现，进展性近视眼阅读时低头的角度大于稳定性近视眼。

对握笔姿势与近视关系的研究表明，近视的发病以及加深与采用不同的握笔姿势有关。在不同的握笔姿势中，拇指与食指不相碰的握笔姿势有利于学龄儿童近视防控。其原理可能是这种姿势不会遮挡视线，从而可以在书写时保持眼与作业面的良好距离。

此外，不良的读写习惯，如躺着看书、握笔太近、歪头写字等，会带来视觉质量的下降，而视觉质量的下降会引发巩膜结缔组织变弱和局部退变。

远视性离焦

实验显示，给发育中的小鸡戴上凹透镜，使小鸡眼的成像平面移到视网膜后，产生离焦现象，小鸡眼轴就会变长，直至视网膜平面与离焦像平面重合。这种远处物体成焦在视网膜后方称为远视离焦，而由此诱发出的近视，则称为离焦性近视。这说明眼球的生长是一个主动的过程，而这一过程是在视觉信息的反馈作用下完成的。

近年来发现，来自周边视网膜的视觉信号在眼球正视化过程中起重要作用。实验动物模型研究发现，眼球周边离焦可以调控眼球的生长，特别是周边远视离焦（图2-2）是近视发生及发展的危险因素。

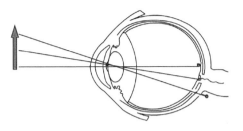

图 2-2　周边远视性离焦示意

◦ 调节滞后

调节反应是指人体为应对某调节刺激所产生的实际调节量。调节反应低于调节刺激的屈光力的量称为调节滞后。

对不同阅读距离（50 厘米、33 厘米、20 厘米）近视儿童的调节状态检测发现，在近距离阅读中，儿童近视者的调节反应均表现为调节滞后，且随着阅读距离减小，调节滞后增加。阅读距离越近者，调节滞后越明显，形成远视性离焦越明显，从而可能导致儿童近视的加深。

不良的读写姿势通常伴随过近的读写距离。我们知道，距离越近，眼睛需要动用的调节越多，由此产生的调节滞后量越大，而调节滞后造成的远视离焦导致巩膜延长。

然而，也有学者指出，调节滞后普遍存在于近视和不近视的儿童、青少年，并不是导致近视的原因。因此，通过调节训练预防近视的作用，恐怕并不像人们原来预想的那么大。

◦ 户外活动

早在 2000 年，流行病学的研究就已经发现，儿童每周户外活动时间越长，发生近视的风险越低（图 2-3）。另外，还有一些研究发现，在已经近视的儿童中，儿时的户外活动时间显著少于没有近视的儿童。有学者研究发现，近视与户外活动存在相关性，他们经过 3 年时间跟踪调查当地小学和中学的 4000 名学生，发现无论是放松休闲还是体育运动，10 岁以前的儿童只要花大量时间在户外，就不容易近视，室内运动似乎起不到同样的效果。在中国、新加坡和美国所做的后续研究都支持该结果。

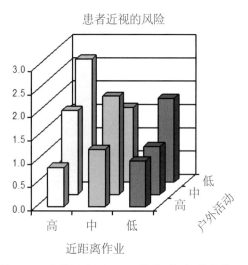

图 2-3　户外活动与近距离作业对近视发生的影响

　　根据目前的研究结果来看，增加户外活动时间对青少年近视的发生发展有比较明确的防控作用，而对早发型近视眼（小于 6 岁）则没有实质上的保护作用。

　　户外活动对近视防控的有效机制可能与以下因素有关：

　　（1）光照强度高。

　　（2）日光光谱有利于视力健康。

　　（3）调节负荷减少。

　　（4）有利于身心健康。

⊙ 光照强度

光照强度可能是户外活动预防近视的最主要因素。

2009 年就有学者推测，户外暴露之所以有保护作用，可能与户外光照强度较高有关。有实验证明，只要将光照强度提高到 10 万勒克斯（光照单位）以上，雏鸡实验诱发近视的发生率降低约 60%。后来，类似的实验结果在其他动物（包括灵长类）身上得到重复，说明这是普遍现象，强光照可能可以抑制人类近视的发生。

强光如何抑制近视的发生呢？现在比较公认的机制有两个。一是强光照射使瞳孔缩小。瞳孔缩小使景深加深，模糊减少（特别是离焦导致的模糊减少），因此能抑制近视的发生。二是强光下人体尤其是眼部多巴胺释放增加。多巴胺作为视网膜上光调节释放的神经递质，可提高日间视网膜的功能，提示多巴胺可能是户外活动对近视起延缓作用的因素之一。视网膜内多巴胺水平的增加会激活存在于整个视网膜的 D1 和 D2 多巴胺能受体，并产生这样一个信号：一旦眼睛达到正视化，就会抑制眼球的轴向生长，从而预防近视发生。图 2-4 为光照强度对近视发生的影响。

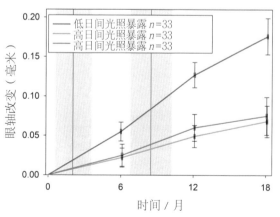

图 2-4　光照强度对眼轴延长的影响

⊙ 光谱

曾有专家推测，红光作为长波可见光，其焦点落在视网膜的后方，有可能诱导巩膜向后延伸。其后的动物实验显示，红光（90%红光、10%黄绿光）诱导出进行性近视，而蓝光（85%蓝光、15%绿光）诱导出进行性远视。户外光照比大多数人工室内照明具有更短的波长，因此，户外活动对近视的作用可能还与光谱有关。图2-5为太阳光谱示意，图2-6为LED光谱示意。

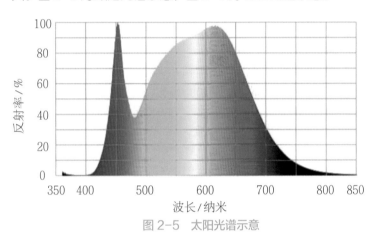

图2-5　太阳光谱示意

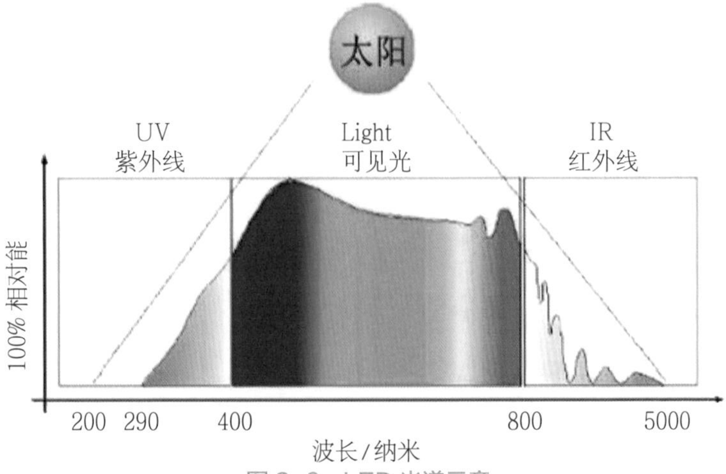

图2-6　LED光谱示意

此外，有人认为：长波紫外线 A 能够诱导 NO 水平的提高，一些迹象表明 NO 可以放松睫状肌；长波紫外线 A 及核黄素促进巩膜胶原交联，巩膜强度的增加可以抵抗眼轴的延长。

⊙ 教室照明

对教室照明与视力健康有较多研究。调查显示，教室照明不合格或部分指标不合格情况普遍存在，而在照明不合格教室或不合格情况较严重的教室里的学生表现出更高的视力不良率和视力不良新发生率。也有调查显示，仅在小学中发现班级平均视力与课桌面平均照度间存在正相关，初中、高中未发现班级平均视力与教室照明指标的相关性。

教室照明改造对中小学生视力健康的保护效应研究显示，在照明改造 1 年后的学校（安徽），其学生裸眼远视力评分高于未改造学校（$p < 0.001$），新发近视率低于未改造学校（3.9%，10.1%；$p=0.029$）；非近视学生屈光力下降少于未改造学校（-0.25 D，-0.47 D；$p=0.005$）；眼轴延长低于未改造学校（近视者：0.20 毫米，0.27 毫米，$p < 0.001$；非近视者 0.13 毫米，0.18 毫米，$p=0.023$）。

我们以往的研究结果显示，灯光照明并不是唯一影响学生视力健康的教室环境因素，教室的朝向、黑板情况等指标对视力低下均有影响（$p < 0.001$）。此外，投影仪的使用时间与学生视力呈负相关（$p < 0.01$），即投影仪的平均使用时间越长，学生的视力不良情况越重。

值得指出的是，尽管改造教室照明对促进视力健康有明显作用，但光线充足的教室，光强度通常不超过 500 勒克斯。因此，应鼓励儿童多参加户外活动，增加户外暴露的时间。

◉ 睡眠

我们以往的观察显示，睡眠时间充足与否与学生视力健康呈正相关，与其他研究者的结果相一致。

调查结果显示，中小学生平均睡眠时间不足 8 小时，睡眠不足导致 37% 的学生通常在教室内休息，仅有 10% 的学生到户外或者操场休息，少的睡眠时间以及少的户外活动时间都是孩子近视高发的原因。

最新研究结果表明，大部分孩子睡眠时间不达标，仅有 27% 的小学生每天睡眠时间不低于 10 小时，31% 的初中生每天睡眠时间不低于 9 小时，42% 的高中生每天睡眠时间不低于 8 小时（图2-7）。我们知道，睡眠不足会导致近视发展，其机理与司辰节律和褪黑素代谢有关。睡眠不足引起昼夜节律的混乱，影响褪黑素的代谢。褪黑素能刺激Ⅰ型胶原形成（巩膜由Ⅰ型胶原构成），能保护多巴胺

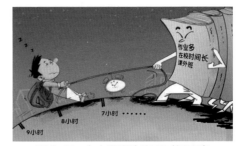

图 2-7 中小学学生睡眠时间示意

神经元，避免氧化损伤，是非常有效的抗氧化剂。如果褪黑素的代谢出现问题，就会导致近视发展。

此外，有研究提出，夜灯也会使孩子近视的可能性大大增加，使用夜灯的孩子近视的可能性增加超过 3 倍，而在卧室使用高亮度照明的孩子近视的可能性增加超过 5 倍。这个结果可能是由夜灯照明触发的褪黑素代谢的改变引起的。

⊙ 膳食健康

2002年即有学者提出，现在饮食习惯的改变使过去粗制的碳水化合物食物变得精致，摄食后血糖会迅速升高，由此可引起血液内胰岛素增加而诱发近视。此后，有研究显示，胆固醇和饱和脂肪酸摄入量高的儿童眼轴较长。由此认为，高胰岛素血症作为一种"现代文明疾病"不仅影响肥胖、高血压、2型糖尿病、高血脂症、冠心病等的发生发展，也会对近视进展起到一定作用。

高糖对近视影响的机制可能是：

（1）高糖指数的精细食物长期摄入，导致慢性高胰岛素血症状态，使胰岛素样生长因子（insulin-like growth factor，IGF）水平升高，而IGF通过抑制巩膜上的视黄醇受体而引起巩膜生长的不可控性，促使或加重近视。

（2）胰岛素通过结合视网膜色素上皮层的胰岛素受体，提高转化生长因子-β的表达，从而影响基质金属蛋白酶的活性，它能降解巩膜中的胶原纤维，促使眼轴增长。图2-8为健康饮食金字塔。

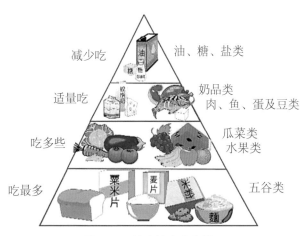

图 2-8　健康饮食金字塔

维生素 D

众多研究认为，足量维生素 D 的补充可以降低心血管疾病及癌症发生的危险性，而其与近视之间同样存在一定的联系。韩国、荷兰均有研究认为，儿童血清维生素 D 浓度增加对近视产生一定的保护作用。户外活动时间延长达到一定水平可以对近视产生保护作用已经成为共识，而内源性维生素 D 由紫外线照射皮肤合成，是机体维生素 D 的主要来源。户外时间延长，日照时间增加，维生素 D 水平在机体内环境的变化不可忽视。故有学者开始假定血清维生素 D 浓度可能在近视进展过程中起到一定作用。

精神压力

有学者认为：压力导致瞳孔散大，减少焦深，增加了像差；压力能触发交感神经系统导致睫状肌收缩，即调节性近视；压力还能增加体温，损害结缔组织；长期暴露于压力之下，皮质醇的分泌会减少。皮质醇通过调节免疫系统反应来影响结缔组织，产生结构缺陷的结缔组织。还有部分研究提到，压力能增加眼内压，能导致维生素 C 水平的迅速下降，而维生素 C 对保持结缔组织的完整性非常重要。压力还影响钙代谢，对血糖水平及胰岛素的分泌产生影响，增加钙的排泄。这些都是导致近视发生发展的危险因素。

近视的发生是一种综合机制

关于近视眼遗传与环境的作用关系，我国有学者做了这样的论述：遗传因素带来的是一种近视概率的增加。也就是说，父母近视，孩子不一定会近视，但比一般人近视概率高。在外部环境或者因素的刺激下，他们相对更容易近视（易感性），即在同样的环境影响下，如看书、看电视、看手机等时间相同的情况下，遗传了父母近视易感基因的孩子相对于没有携带近视易感基因的孩子更容易近视或者近视度数更高。这就解释了为什么有的孩子怎样用眼都不近视，也很好地解释了有些父母说自己没有近视，但是孩子近视了。也就是说，父母本身有近视易感基因，但是没有近视，因为父母孩童时期所处的环境对近视易感基因无刺激作用，而父母的近视易感基因遗传给了孩子，孩子原本也可以不近视，可在目前的社会环境下，父母对孩子的学习期望很高，尤其是高学历、高经济收入家庭对孩子的学习投入相对较多，使孩子的学习任务相对较重，再加上缺少户外活动时间，这些外部环境的刺激便导致孩子近视的发生。

　　值得注意的是，根据 2015 年《自然》杂志报道的最新研究成果，户外活动时间是近视发生的唯一强相关因素，眼睛接触阳光的时间越短，近视的风险越高。

第三章
近视并非只是配副眼镜的问题

你知道近视对学业会有什么影响吗?

你知道近视对将来的生活和家庭会有什么影响吗?

你知道近视会致盲吗?

◉ 过半学生已经近视

据研究显示，2012 年，我国近视总人数在 4.37 亿～ 4.87 亿之间，高度近视总人数高达 2900 万～ 3040 万。

2018 年，全国儿童、青少年近视调查结果显示，全国儿童、青少年总体近视率为 53.6%。其中，6 岁儿童为 14.5%，小学生为 36.0%，初中生为 71.6%，高中生为 81.0%（图 3-1）。近视人数连年攀升，不但严重影响近视群体的学习、工作和生活，更影响我国人民健康和国防安全。

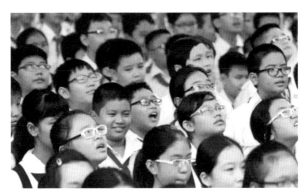

图 3-1　学生近视

◉ 病理性近视有什么危害

超过 -6.00 D 的高度近视，会导致眼组织衰退，引起多种并发症。常见的并发症有视网膜变性、黄斑部新生血管、黄斑病变、视网膜脱离、白内障、青光眼等，轻者可致视力损害，重者可致视力丧失，对未来的学习、工作、个人生活和家庭生活都会产生严重影响。据统计，近视引发的失明常发生在 40 岁以后。随着近视的低龄化和高发生率，高度近视并发症将成为首要的致盲眼病。各年龄段近视及高度近视发病率见图 3-2。

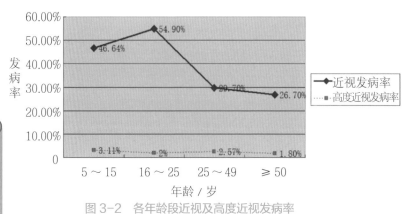

图 3-2 各年龄段近视及高度近视发病率

⊙ 豹纹状眼底及弧形斑

豹纹状眼底是近视的一大特征，出现率高达 80%。由于眼球向后延伸，故视网膜和脉络膜血管变直变细，或明显减少。同时，由于营养障碍，色素消失，脉络膜橘红色大血管暴露，故呈现在眼底形成豹纹状。

弧形斑是近视的另一特征，其出现率在轻度近视、中度近视、高度近视中分别为 40%、60%、70%。由于眼球向后延长，故视盘周的脉络膜受到牵引，从视盘旁脱开，相应处巩膜暴露，从而形成特有的弧形斑。

近视眼的近视眼的豹纹状眼底及弧形斑见图 3-3。

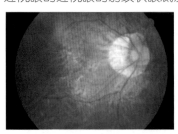
眼底照相

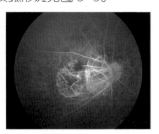
眼底荧光血管造影

图 3-3 近视眼的豹纹状眼底及弧形斑

豹纹状眼底及弧形斑是早期的近视眼眼底改变。我们以往的研究结果显示：轻度近视者，豹纹状眼底组对比度视力低于正常眼底组。即使是轻度近视，矫正视力良好，但豹纹状眼底者也已经出现视觉功能损害。

⊙ 周边部视网膜变性

高度近视患眼眼轴延长，视网膜变薄，导致周边部视网膜变性、萎缩，容易形成视网膜萎缩孔。当伴有玻璃体液化、牵拉时，可形成牵拉性视网膜裂孔，导致视网膜脱离（图3-4）。

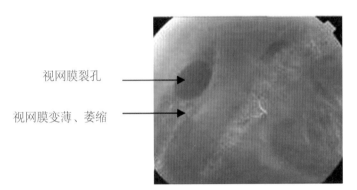

视网膜裂孔

视网膜变薄、萎缩

图3-4 周边部视网膜变性及裂孔

高度近视眼周边部视网膜变性的发生率高达15.75%；双眼的变性区分布具有对称性，发生率为60.65%，眼底检查可见格子样变性、蜗牛迹样变性、铺路石样变性等表现，变性区多位于颞侧象限。患者通常没有自觉症状，偶尔会有眼前小黑影飘浮感或闪光感。临床上对有危险性的周边视网膜变性要进行干预。

此外，视网膜变性并非仅出现于高度近视，部分中度近视者也可出现。因此，有屈光不正史，并伴有眼前小黑影飘浮、闪光感的，应尽快到眼科医疗机构完善检查。

◉ 黄斑部新生血管

高度近视的黄斑部新生血管（图3-5）多见于近视度数大于 -10.00 D、眼轴超过 26 毫米者。新生血管来自脉络膜毛细血管，可扩张到眼底后极部更多区域。新生血管经常处于高压状态，容易反复出血、渗出、机化和形成瘢痕。黄斑区是视觉最敏锐的地方，黄斑出血（图3-6）是病理性近视并发症中对视力影响极大的一种病变，患者会出现无痛性视力显著下降、眼前固定黑影遮挡等不适。目前的治疗方法对黄斑部新生血管导致的视力下降疗效有限。

黄斑新生血管多可成为进一步发展其他病变的基础，或本身即为其他病变的初期表现。

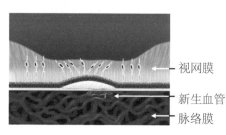

视网膜
新生血管
脉络膜

图 3-5　黄斑部新生血管示意

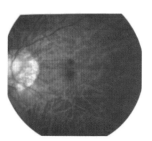

图 3-6　黄斑部出血

◉ 黄斑病变

黄斑及后极部病变见图3-7。

黄斑区是视网膜后极部一处浅漏斗状凹陷区，是视网膜上视觉最敏锐的部位，平时我们测视力测的就是黄斑区的视觉功能。

高度近视眼由于眼轴变长，

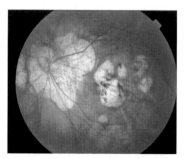

图 3-7　黄斑及后极部病变

后极部视网膜、脉络膜受牵拉变薄，局部血流灌注不良，黄斑区发生形态结构以及功能改变，故出现无痛性视力下降、视物变形、中心暗点等，矫正视力无提高或提高不满意。

眼底检查可见视网膜脉络膜萎缩斑、黄斑区视网膜灰色浅脱离、黄斑裂孔、黄斑区出血等，OCT检查可进一步明确。

黄斑病变对视力损害极大，必须把握好治疗时机，尽早治疗，防止并发症。如果有高度近视病史，并出现视力下降或视物变形等症状，应该及早就医。

视网膜脱离

视网膜脱离见图3-8。

高度近视眼眼轴长，出现视网膜变性、玻璃体液化的概率较高。视网膜变性、萎缩，容易形成视网膜萎缩孔，当伴有玻璃体液化、牵拉时，可导致裂孔性视网膜脱离。开始时，通常会出现眼前小黑影飘动、闪光感，或云雾状飘动感，后来渐渐出现固定黑影遮挡伴视力明显下降。

眼底检查可发现视网膜灰白色隆起、视网膜裂孔；眼科超声波检查可见视网膜脱离典型图像。局限在裂孔旁的小范围浅脱离，可考虑激光光凝治疗，如果病情进展，脱离范围加大，就须手术治疗。对于裂孔性视网膜脱离，决定手术方式的因素主要看是否有增生性玻璃体视网膜病变、裂孔的大小、裂孔形态和位置及视网膜格子样变性的范围和位置。具体进行什么治疗应遵从医嘱。

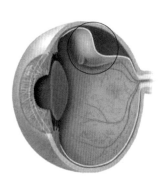

图3-8 视网膜脱离

⊙ 白内障

白内障见图 3-9。

近视眼眼轴变长，脉络膜受牵拉变薄，眼内血液循环障碍、组织变性，可累及晶状体，表现为晶状体浑浊，可出现近视度数进行性增加、暗处视力比明处视力好、单眼复视、色觉改变、对比敏感度下降等症状。

裂隙灯检查可见晶状体混浊，颜色由淡黄变为棕褐色或琥珀色，甚至变为黑色；后囊下白内障晶状体混浊始于后皮质部，典型呈白色"锅底"状混浊。必要时还需要进行 A 超、B 超等检查进一步明确。

近视并发白内障往往比较早，年纪轻，治疗的时机对未来的视力质量影响很大，因此高度近视患者应该定期复查，如果出现可疑症状应马上就医。

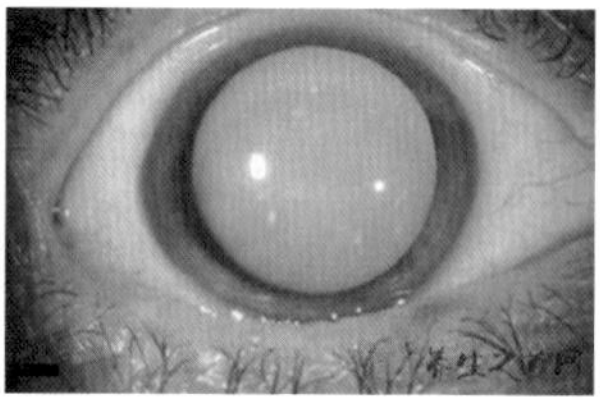

图 3-9　白内障

⊙ 青光眼

近视眼患青光眼的危险性比非近视者增加 2 ～ 3 倍，而这种危险性主要发生在高度近视人群。近视与青光眼之间可相互作用，眼压升高使眼轴变长，脉络膜变薄，眼内血供变差，眼球结构改变，房水流出受阻，进一步导致眼压升高……形成对视功能损害的恶性循环。

近视眼人群通常眼球壁硬度较低，测出的眼压值偏低而实际眼内压较高，有可能表现为"正常眼压性青光眼"，眼压在正常范围，却出现青光眼性视神经损伤及视野缺损。

由于青光眼的视功能损害不可逆，因此，近视人群应该定期检查，为眼睛建立档案，除了常规检查视力、验光、眼压，还应该检查眼轴、眼底，及早发现病变，及时进行降眼压治疗或手术治疗。青光眼视神经萎缩见图3-10。

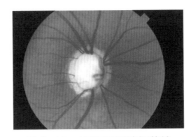

图 3-10　青光眼视神经萎缩

斜视

近视者，由于看近物时不用或少用调节，所以集合功能相应减弱，易引起外隐斜或外斜视（图3-11）。

高度近视者，因眼轴增长，眼球后极部从限制外直肌的 Pulley 带脱出，出现外直肌位移，限制了眼球的外转和上转，加强了内转和下转，导致患者逐渐出现间歇性内斜，进而发展为恒定性内下斜视，甚至呈固定性斜视。

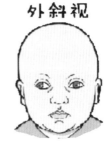

图 3-11　外斜视示意

对于双眼或单眼高度近视患者，斜视多发生在视力较差的一眼；多见于 40 岁以后中年或老年人，呈渐进性发展，最终眼球固定于极度内转位或内下转位，向各个方向运动障碍，严重影响视功能。因此，高度近视患者在进行定期眼部检查的时候，需要检查眼球运动，分析判断眼球运动是否受限以及受限的方位及程度。

外隐斜治疗以训练为主，外斜视治疗以手术为主。

限制性内斜视手术可有效矫正眼位并恢复部分眼球运动功能，但固定性内斜视手术较为复杂，容易复发，总体治疗效果不佳。

⊙ 弱视

视觉发育期内，高度屈光不正、屈光参差等可造成视觉细胞接受刺激不足，引起单眼或双眼最佳矫正视力低于相应年龄的视力，且眼部检查无器质性病变，称为弱视。

2018 年，国家卫健委发布《弱视诊治指南》，明确不同年龄儿童视力的正常值下限：年龄为 3 ～ 5 岁儿童视力的正常值下限为0.5，6 岁及以上儿童视力的正常值下限为 0.7。也就是说，3 ～ 5 岁儿童矫正视力低于 0.5，6 岁及以上儿童矫正视力低于 0.7，且眼部检查无器质性病变，才能称为弱视。

单纯性近视很少引起弱视。由于这部分儿童看近物时相对清晰，视觉细胞有较充足的有效刺激，从而促进了双眼视功能的正常发育。但病理性近视存在看远物和看近物都不清楚，缺少清晰物像刺激视网膜发育，从而导致弱视形成。

弱视形成的关键在于视觉发育期，这个时期家长很容易忽略孩子的视觉情况，因此定期进行相应年龄段的视力检测、屈光检测、生物参数检测、双眼立体视检查等十分必要，尽早发现并去除视物不清的因素，提高视力。

⊙ 后巩膜葡萄肿

高度近视眼眼轴增长，眼球像吹气球一样撑大，眼球的外壳（巩膜）变薄，后极部向外扩张、延伸，巩膜和葡萄膜向外膨出，形成后巩膜葡萄肿（图 3-12），患者出现不同程度的无痛性视力下降，甚至视力丧失。

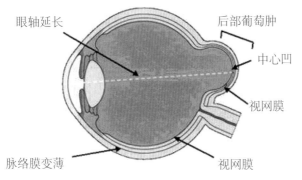

图 3-12　后虹膜葡萄肿示意

眼轴延长

后部葡萄肿

中心凹

视网膜

脉络膜变薄

视网膜

通常患者近视度数在 −6.00 D以上，眼底检查、眼底荧光血管造影（fundus fluorescein angiography，FFA）、吲哚青绿血管造影（indocyanine green angiography，ICGA）、B超、光学相干断层扫描（optical coherence tomography，OCT）等检查可明确诊断。近年来，有学者通过应用玻璃体切割术联合后巩膜加固术治疗高度近视后巩膜葡萄肿，有较好的疗效。

⊙ 近视眼对个人发展的影响

近视在升学、就业方面对个人发展有很多限制。2005 年后，对近视超过 −6.00 D、−8.00 D的高考生，分别有50%、70%的专业不宜录取；甚至有单位拒招超过 −6.00 D的高度近视人群。

据分析，近视平均发病年龄为 14 岁，近视失明率于 50 多岁急剧增加，平均失明年龄为 52.1 岁。随着近视低龄化和人口老龄化，失明发生期与个人产出最高峰期吻合，也与经济责任承担的高峰期相吻合。也就是说，在承担着家庭经济支柱的时候，也是高度近视所致的多种并发症可能夺走你的视力、工作能力的时候，这对于家庭、个人而言都是重大打击。

⊙ 近视眼对家庭经济的影响

据 2015 年的研究报道，处于劳动年龄阶段的中度视力缺陷患者，年劳动收入比视觉健康的人群要低 3796 元，这一收入差距相当于城镇居民家庭人均可支配收入的 1/10、农村居民家庭人均收入的 1/3。在我国，这一人群的劳动收入损失总计约 3909 亿元。

⊙ 近视眼对社会经济的影响

视力缺陷最大的危害不在于增加医疗体系的负担，而在于严重威胁社会经济生产活动。在可量化的社会经济成本中，最高的是视力受损患者的劳动参与损失，达到 4679 亿元，占总成本的 84%，占 GDP 的 0.901%。

据估计，2012 年，各类视力缺陷导致的社会经济成本在 5568.55 亿～5658.42 亿元之间，占当年 GDP 的 1.072%～1.090%。若把视力缺陷带来的生命质量损失进行货币化折算，我国各类视力缺陷导致的每年生命质量损失约为 9520 亿元，占当年 GDP 的 1.83%。

⊙ 消除认识误区，科学防控近视

误区 1：看得清黑板 = 不近视

在开展近视防控工作的时候，常常会发现，有些孩子连续两三年视力检查提示视力不良，多次提醒家长带孩子去医院检查，如果有需要，就给孩子配眼镜。但是，复查的时候发现，孩子既没有去医院做专业检查，也没有佩戴眼镜，直到见到家长才得知真相："孩子说看得清黑板，那就不用戴眼镜啦！"

看得清黑板不等于孩子看得清黑板上的字，加上现在越来越多学校采用数字化教学，使用投影仪或一体机投放的字体比传统手写黑板字还要小，孩子看不清就会习惯眯着眼使劲看，久而久之，不仅形成难看的"眯眯眼"，还会因为上下眼皮的不断挤压增加角膜散光，使眼睛更看不清，近视发展更加迅速。

误区2：眼镜戴上了就摘不下来

很多家长会因为 "戴眼镜会加深近视""眼镜戴上了就摘不下来"等等理由，不给孩子佩戴眼镜。

试问，如果近视的加深是戴眼镜造成的，那么戴眼镜之前的近视又是从哪里来的？

我们已经知道，近视的发生发展是正视化过程中眼球生长发育过度造成的，正视化过程与身体的生长发育是同步的。因此，就像长高的身高不会缩回去一样，增长的眼轴也不会缩短，孩子的近视一旦形成就只会随着孩子的不断发育而继续加深。

正确验配的眼镜不是造成孩子近视加深的原因，相反，一些有控制近视设计的眼镜和隐形眼镜还可以减慢近视的加深。

至于眼镜戴上了就摘不下来，这个倒是真的。佩戴眼镜后视线清晰了，看东西就离不开眼镜了。正如有了现代交通工具后，谁还会从广州走路去北京呢？

误区3：戴眼镜后眼睛会变形

一些人认为"戴眼镜后眼睛会变形"，因此不愿意戴眼镜。

其实，让眼睛变形前突的是高度近视巩膜向后延伸，眼轴延长，由于眼眶后部（眶尖）的限制，眼球不能无限向后，于是向前突出，称为"假性眼球突出"。即使不戴眼镜，高度近视的这种"眼球突出"也会出现。

误区 4：近视可以治愈

由于部分家长心理上无法接受孩子近视的事实，总希望有方法把近视治愈。于是，"治愈近视""签约摘镜""近视回退"等夸大疗效甚至带有欺骗性的机构应运而生。

绝大部分近视是轴性近视，其病理改变是巩膜延伸、眼轴延长，是无法回退的。近视一旦发生，就无法治愈。因此，千万不要相信那些"摘镜""回退"的谎言。

误区 5：近视只不过是戴副眼镜的问题

在一篇《近视防控方案》的推送文末，有位家长留言："学习30 分钟就要休息 10 分钟？现在 1 分钟恨不得掰成 2 分钟用，这方案绝对不能让孩子看到！大不了就给孩子配副眼镜嘛！"

这完全是对孩子未来发展的"短视"！毫无节制过度用眼，导致近视低龄化，等到了身体快速发育期，眼轴随之增长，近视快速加深，近视度数过高，就容易带来病理性改变，如视网膜脱离、黄斑出血等眼底疾病，甚至可能会致盲，这不是佩戴眼镜能够解决的。

误区 6：成年后屈光手术能治好近视

还有不少家长会把希望寄托在屈光手术上，认为小朋友小时候戴眼镜没关系，成年了做手术"神不知鬼不觉"，所谓近视对专业、学业的限制统统不存在。

首先，屈光手术并不是想做就能做的。手术原理是削薄角膜，抵消近视度数，但是角膜能削薄的厚度有限，近视度数过高，不符合手术要求，是不能做手术的。

其次，屈光手术后，需要小心护理。由于个体差异、手术操作和激光性能稳定性等，也可能出现干眼、感染，以及对比敏感度下降、炫光等视觉不良现象。

最后，也是最重要的，屈光手术并不能治好近视。近视无法治愈，屈光手术只是相当于把眼镜嵌入眼睛，但是眼轴变长带来的眼底损害是屈光手术无法改变的。此外，若手术在近视发展还没有停止的时候做，手术后给人"近视好了"的错觉，有可能造成过度用眼而使近视度数继续加深。

误区 7：学校体检，视力检测正常就没事了

目前，学生视力健康检查通常只会检查视力，无论学校、家长还是体检机构，视力正常的孩子都会被认为没有问题，不会再详细检查。

但是，影响视力检查的因素很多，就外界而言，视力表视标和视力表背景对比度、视力表照明、环境照明、视力表距离、反光镜质量、人为干扰（小伙伴提示、干扰）等都会影响检查结果；而更大的影响在于自身，如年龄、调节力、屈光力、有无眯眼、记忆等都会影响检查结果。

就算视力正常，也有"隐性近视"的可能。不少孩子视力正常、屈光力正常，但是眼轴却比同龄孩子正常水平增长，这是人体为了适应过长眼轴，让角膜曲率代偿性降低，使其变得更加平坦，减低角膜对光线的折射力，使光线在视网膜上继续形成清晰的图像，从而表现出正常视力和屈光力，而将近视的眼轴过度增长这个重要变化隐藏起来。等到发育期，曲率再也无法补偿，过度增长的眼轴和相应的近视度数无法消除，近视将快速加深。

第四章
近视检查不能仅仅验光

孩子 4 岁，视力只有 0.5，医生竟然说正常！

孩子视力 1.0，是否就是"正常"？

孩子近视了，就去验光，这足够吗？

⊙ 视力检查

视力即视锐度，主要反映黄斑区的视功能，可分为远视力、近视力，后者为阅读视力。

1. 远视力

检查时，被检查者应与视力表相距 5 米，如果场地不足 5 米可利用平面反射镜，将镜子置于距视力表 2.5 米处，当被检查者坐在视力表前注视镜内视力表时，其距离恰为 5 米。使视力表 1.0 一行视标与被检眼等高。检查者用杆从上向下、由大到小指视力表视标，被检查者在 5 秒内说出或指出缺口方向，直至查出能清楚辨认的最小一行视标，至少能辨认出一行中的 3 个视标记录为准确结果。

视力表照明要均匀无炫光，人工照明要求亮度为 300 ～ 500 勒克斯。

视力检查要先查右眼，再查左眼，可用遮盖板遮盖一眼，但不要压迫眼球、不要眯眼、不要偷看。如果有戴眼镜，应该先查裸眼视力，再查戴镜视力。

2. 近视力

近视被检者通常表现出来的是看远物模糊、看近物清楚。所以，对近视的检查，除了检查远视力，近视力检查也十分重要。近视力检查测的是 33 厘米近距离中心视力，亦称为"调节视力""阅读视力"。正视眼在看近距离的物体时，一定要通过眼调节。也就是说，近视力表检测的是动态视力，而远视力表检测的是静态视力。

⊙ 常用的视力表

常用的视力表有以下几种：

1. 国际标准视力表

国际标准视力表是按照 1' 视角的标准设计的。利用视角原理，用"E"字做视标，检查距离为 5 米，视力用小数记录（如 0.1、0.5），正常视力为 1.0 及以上。

国际标准视力表自 20 世纪 50 年代起在我国医疗机构使用，目前仍然是国内眼科医疗机构使用最多的视力表。

2. 对数视力表

同样以 1' 视角为标准视力，检查距离为 5 米，以"E"字做视标，相邻两行视标大小之恒比为 1.26 倍。

目前，我国的视力表"国标"是对数视力表，学生视力检查基本采用对数视力表。

3. 儿童视力表

以儿童常见的图形或手形做视标。对于许多儿童，特别是 6 岁以下的儿童，常需要用儿童视力表以及双眼同时检测的方法测定视力（图 4-1）。

此外，还有 Snellen 视力表、LogMAR 视力表、ETDRS 视力表等。每种视力表 1.0、5.0、6/6、20/20、5/5 均为正常视力。

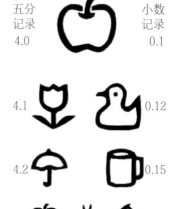

图 4-1　儿童视力表示意

◉ 视力 1.0 就是正常眼吗

我们常说的 1.0 正常视力，指的是 10 岁以后，以及正常成人的视力，按照 2018 年发布的《弱视诊治指南》，不同年龄儿童视力的正常值（表 4-1）下限为：

表 4-1　儿童视力正常值

儿童年龄	视力正常值下限
3～5 岁	0.5
6 岁及以上	0.7

因此，当视力低于同年龄正常儿童的视力下限才要怀疑屈光不正（近视、远视、散光）甚至弱视。若 4～5 岁的儿童视力就已经达到 1.0，应该怀疑是否存在"近视"的发育趋势。

还要注意的是，视力正常只表示中心视力良好，并不排除屈光不正、调节异常（如调节麻痹），或某些眼病（如视乳头水肿、青光眼）。

此外，视力的测定还受很多因素的影响，如视标与视力表背景对比度、视力表照明、视力表距离、反光平面镜质量、人为干扰等外界因素，年龄、眼调节力、屈光力、瞳孔大小、眼球震颤、眯眼、大脑认知力、注意力、精神状态、全身疾病等自身因素。

⊙ 色觉

色觉主要反映视网膜视锥细胞辨别颜色的能力。色觉检查是升学、就业、服兵役前体检的常规项目，从事交通、美术、化工等行业必须要求正常的色觉。色觉检查（图 4-2）通常用假同色图（色盲本）检查，还可以用色相排列检测和色盲镜检查等。

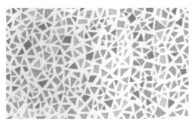

图 4-2　色盲检查

色觉异常病因可分为先天性和后天性，先天性色觉异常和遗传相关，绝大多数先天性色觉障碍为连锁隐性遗传，最常见者为红绿色弱（盲）。其男性发病率约 5%，女性发病率约 0.5%。后天性色觉异常与某些眼病、颅脑病变、全身疾病及中毒有关。

◉ 立体视觉

立体视觉也称为深度觉，是感知物体立体形状及不同物体相互远近关系的能力。许多职业（如驾驶、精细加工、绘画雕塑等）都要求有良好的立体视觉。

立体视觉的基础是双眼单视。外界物体在双眼视网膜相应部位所成的像，经过视觉中枢的融合，综合成一个完整的、立体的单一物像，这种功能称为双眼单视。

双眼单视功能分为三级：Ⅰ级为同时视；Ⅱ级为融像；Ⅲ级为立体视。同视机检查可检查三级功能，还可以用随机点立体图或者计算机立体图检查立体视。

◉ 对比敏感度

视力表视力反映的是黄斑在高对比度（黑白反差明显）情况下分辨微小目标的能力，而在日常生活中，物体间敏感对比并非如此强烈。对比敏感度是用来估计被检者对在不同对比度条件下的大、中、小物体的视觉敏感性，代表被检者在一定范围内对视标大小的分辨能力。

检测对比敏感度的仪器有多种，现多用对比敏感度测试卡检测。近年有根据对比敏感度的原理，以视力检查的方法制作对比度视力表，其检测方便，且易于理解。

◉ 验光

用视力表测定的视力是中心视力，反映黄斑中心凹的功能。验光是检查眼的屈光状况，屈光正常一般视力正常，屈光不正会影响视力。

验光有以下两种方法：

1. 主观检查法

以被检者自己的主观感觉判断为准，常用方法为显然验光法（插片法）、云雾法及综合验光仪检查等。

2. 客观检查法

检查者利用仪器检查，客观判断被检者屈光状态，常用的仪器有检影镜、电脑验光仪等。综合验光仪检查见图 4-3。

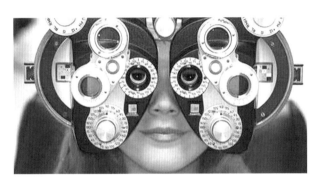

图 4-3　综合验光仪检查

⊙ 儿童验光的步骤

一个完整的儿童验光流程包括三个步骤：初诊检查、散瞳验光和复光。

1. 初诊检查

包括问诊、视力检查（远视力、近视力、矫正视力及 /或戴镜视力）、眼压检测、常规眼部检查（眼前段检查、屈光介质检查、眼底检查、眼位检查等）、初步屈光检测。如已戴眼镜，还要了解原镜度数。

2. 睫状肌麻痹验光

即散瞳验光，是国际公认的诊断近视的金标准。建议 12 岁以下，尤其是初次验光，或有远视、斜弱视和较大散光的儿童一定要进行睫状肌麻痹验光。在睫状肌麻痹后进行电脑验光、检影验光和镜片测试，以获得准确的屈光度数。

3. 复光

睫状肌麻痹后，瞳孔散大，眼调节力减退，对屈光度数较高的或有散光的被检者，可以等药物作用消失后再做一次试镜检查。复光环节包括瞳距测量、单眼镜片测试、双眼平衡、行走试验、必要时的光度调整，最后开出眼镜处方。

为什么儿童验光要睫状肌麻痹

睫状肌和晶状体一起，起调节作用，负责眼睛的变焦功能（看远物看近物）。我们看近物时，睫状肌会紧张，有些人睫状肌长时间紧张就会痉挛，在这种情况下验光，度数很可能会有偏差，这就需要滴散瞳眼药水使睫状肌放松。见图 4-4。

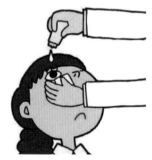

图 4-4　滴睫状麻痹剂示意

儿童眼睛调节力较强，尤其伴有内斜视或者内隐斜者，容易出现"调节性近视"，只有散瞳后才能检查出准确的屈光度数。

睫状肌麻痹药物的种类和特点

临床上常用的睫状肌麻痹药物有 1% 阿托品眼用凝胶、1% 盐酸环喷托酯滴眼液和复方托吡卡胺滴眼液。

1% 阿托品眼用凝胶的睫状肌麻痹效果最强，持续时间久，适用于 7 岁以下的儿童，尤其是远视和斜弱视的被检者首选使用 1% 阿托品眼用凝胶散瞳。1% 阿托品眼用凝胶的使用方法为 2 ～ 3 次/日，连用 3 日；对于内斜视的被检者来说，1 ～ 2 次/日，连用 5 日。复验时间为 21 ～ 28 天内。

1% 盐酸环喷托酯滴眼液的睫状肌麻痹效果仅次于 1% 阿托品眼用凝胶，且作用时间较短，可考虑作为不能接受 1% 阿托品眼用凝胶时的替代，以及 7 ～ 12 岁近视儿童的散瞳验光。1% 盐酸环喷托酯滴眼液的使用方法为验光前相隔 20 分钟滴 2 次，1 小时后验光。复验时间为第 3 天至 1 周内。

复方托吡卡胺滴眼液持续时间短，作用强度在三者中最弱，适用于 12 ～ 40 岁人群，临床上也可用于 7 ～ 12 岁近视儿童的散瞳验光。复方托吡卡胺滴眼液的使用方法为验光前相隔 10 ～ 20 分钟滴 3 次，30 ～ 40 分钟后验光。复验时间为第 2 天至 1 周内。

具体用哪种药，用多久，都要遵从医嘱，不可以自己随意用药。

⊙ 睫状肌麻痹有害吗

一些家长担心散瞳药是麻醉药，对小孩子有害，因此不要散瞳。其实这种担心是不必要的。对于特殊人群，如青光眼、心脏病、颅脑外伤、痉挛性麻痹、唐氏综合征、癫痫以及对药物成分过敏者，确实不适合散瞳；而对于绝大多数孩子，散瞳是无害的。

在点用散瞳药后，要压迫泪囊区（双眼内眼角）2 ～ 3 分钟，以减少全身对药物的吸收。散瞳药用量极小，即便吸收了，也会通过代谢排出。

1% 阿托品眼用凝胶的作用较强，偶尔会出现皮肤发红、口干的反应，一般稍事休息后可自行消退。

此外，睫状肌麻痹后瞳孔散大，调节能力减弱，会出现看近物不清、怕光的症状。要注意避光，防止紫外线伤害视网膜。

◉ 不能以电脑验光结果作为配镜处方

电脑验光只是整个验光流程中的一环。使用电脑验光仪检查时，由于被检者离机器近，产生近感知调节，导致近视度数偏高、远视度数偏低，尤其对于近视儿童来说会造成配镜度数的"过度矫正"，长期佩戴"过度矫正"的眼镜，可导致视疲劳、视力下降、近视度数加深。因此，电脑验光结果只能作为检影验光和镜片测试的参考，千万不要把电脑验光结果作为配镜处方。

◉ 验光单怎么看

1. 电脑验光单（图 4-5）

<R>：右眼。

<L>：左眼。

S：球镜度数（"-"表示近视，"+"表示远视）。

C：散光度数（提示散光）。

A：散光轴向。

S.E.：等效球镜度数。

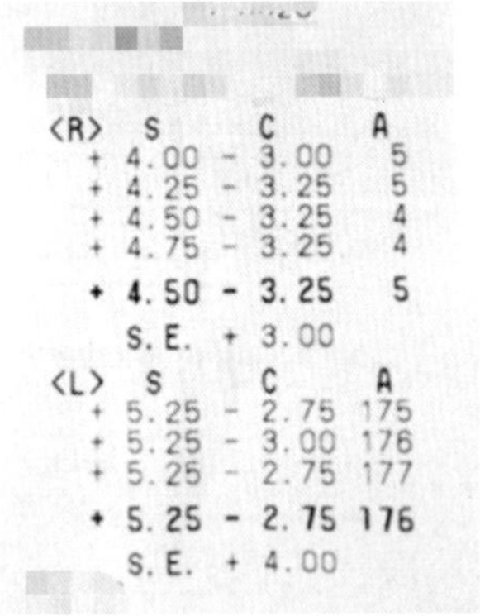

屈光力单位为 D，1 D 即通俗说的 100 度。

电脑验光通常测多次后取平均值。

```
          :   .  .20
<R>  S        C        A
 + 4.00    - 3.25     5
 + 4.25    - 3.25     5
 + 4.50    - 3.25     4
 + 4.75    - 3.25     4
 + 4.50    - 3.25     5
     S.E.  + 3.00
<L>  S        C        A
 + 5.25    - 2.75   175
 + 5.25    - 3.00   176
 + 5.25    - 2.75   177
 + 5.25    - 2.75   176
     S.E.  + 4.00
```

图 4-5 电脑验光检查记录

在图 4-5 中，右眼 450 度远视，325 度近视散光，散光轴位为 5；左眼 520 度远视，275 度近视散光，散光轴位为 176。

2. 手写验光结果（图 4-6）

OD：右眼。

OS：左眼。

Ds：球镜度数（"－"表示近视，"＋"表示远视）。

DC：散光度数（提示散光）。

X：散光轴向。

→：矫正视力。

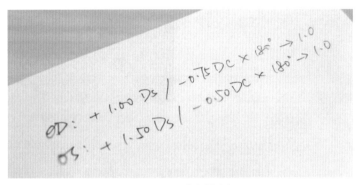

图 4-6　手写验光检查记录

在图 4-6 中，右眼 100 度远视，75 度近视散光，散光轴位为 180；左眼 150 度远视，50 度近视散光，散光轴位为 180；双眼矫正视力均为 1.0。

调节

在屈光不正矫正后和排除眼部疾患的情况下，仍存在视疲劳、视力模糊、近距离工作相关眼酸、眼痛、复视等症状，应对其调节与聚散功能进行检查。主要检查内容包括调节幅度（移近法 / 移远法、负镜片法）、调节反应（对于近距离视标的调节反应低于调节刺激量时表现为调节滞后，反之为调节超前）、相对调节（负相对调节、正相对调节）、调节灵活度（反转拍法）等。

◉ 眼位

眼位检查是判别是否存在斜视的方法。

检查眼位最常用的方法是遮盖法和角膜映光法。

1. 遮盖法

遮盖法是破坏融合的方法之一，通过遮盖检查可判断是否存在斜视以及斜视的性质。图4-7为内斜视。

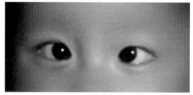

图4-7　内斜视

（1）遮盖—去遮盖法。遮盖任意一只眼，观察非遮盖眼是否有眼球移动，如果有移动，说明非遮盖眼存在显斜视。根据运动方向可判断是哪一类斜视：由外向内运动，说明对侧眼为外斜视；由内向外运动，说明对侧眼为内斜视。若存在垂直方向的运动，则为垂直斜视，即上斜视或下斜视；若非遮盖眼无移动，说明非遮盖眼处在注视位。

再以同样的方式遮盖另一只眼，用同样的方法观察对侧非遮盖眼的运动状态。

然后观察去除遮盖后被遮盖眼的移动情况。如果被遮盖眼有返回注视位的运动，说明被遮盖眼为隐斜视；如果被遮盖眼停在某一偏斜位置上，提示被遮盖眼有显斜视。如果两眼分别遮盖时，对侧眼均无眼球移动，表明无显斜视。

（2）交替遮盖法。用遮眼板遮盖一只眼，然后迅速移到另一眼，反复多次，观察是否有眼球移动。如有眼球移动，则说明有眼位偏斜的趋势。

以上两种遮盖检查，可分别在 33 厘米和 5 米处完成。

2. 角膜映光法（图 4-8）

被检者注视 33 厘米处的点光源，根据角膜映光点偏离瞳孔中心的位置判断斜视度。如果一眼角膜映光点位于瞳孔中央，另一眼映光点不在瞳孔中央，即有显性斜视。如果映光点在瞳孔颞侧（也叫外侧，靠近耳朵方向），为内斜；如果映光点在瞳孔鼻侧（也叫内侧，靠近鼻梁方向），为外斜。

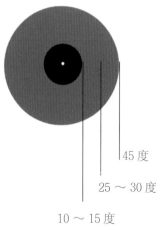

45 度

25 ～ 30 度

10 ～ 15 度

图 4-8　角膜映光法

如果角膜映光点位于瞳孔缘，相当于偏斜约 15 度；映光点位于瞳孔缘与角膜缘中间，相当于偏斜约 30 度；映光点位于角膜缘，相当于偏斜约 45 度。

角膜映光法操作简单，家长可用其对孩子进行初步判断。

◉ 眼压

眼球内容物（房水、晶状体、玻璃体）作用于眼球壁及内容物之间相互作用的压力，叫眼内压，简称"眼压"（图 4-9）。

检查眼压的仪器叫眼压计，常见的有压陷式眼压计、压平式眼压计、非接触式眼压计。眼压正常范围在 10 ～ 21 毫米汞柱。

必须指出的是，眼压低于 21 毫米汞柱不一定全是正常。有一种正常眼压性青光眼，主要表现在近视眼人群，眼压可以在 21 毫米汞柱以下的正常范围。眼压高于 21 毫米汞柱也不一定是异常。眼压检测的结果受很多因素的影响，如情绪变化、眯眼、眼外肌收缩、长时间低头等会导致眼内压暂时升高。

此外，近视眼激光手术后角膜曲率改变、高度近视巩膜硬度降低，测出的眼压往往低于实际眼压。而角膜厚度较厚者，测出的眼压则往往高于实际眼压。

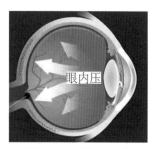

图 4-9　眼内压示意

⊙ 眼前段检查

眼前段检查通常使用裂隙灯显微镜进行，主要检查眼结膜、角膜、巩膜、前房、虹膜、瞳孔和晶状体。

在近视防控临床上，眼前段检查主要目的是排除眼前段的炎症和了解各屈光介质的透明情况，以排除非屈光不正原因引起的视力下降。此外，由于特殊接触镜已普遍应用于近视防控，故排除眼前段炎症是角膜接触镜验配的重要环节。

近年来，随着电子产品的普及，干眼症渐趋低龄化，眼前段检查也要注意排除干眼症。目前，已经有眼前段分析仪问世，可以综合评估眼前段的炎症和干眼情况。

⊙ 眼底检查

眼底检查包括直接检眼镜检查、间接检眼镜检查、眼底照相和FFA、OCT等。

眼底照相拍摄标准：应当以视盘与黄斑的中间点为中心，曝光适中，对焦清晰。正常眼底见图4-10。

屈光度大于 –3.00 者或视网膜有近视病变（如视盘旁萎缩弧、

豹纹状眼底、黄斑部 Fuchs
斑、后巩膜葡萄肿、视网膜周
边部眼底病变）者应进行定期
随访。

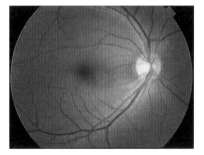

图 4-10　正常眼底

　　对于有飘浮物感或闪光感
的近视被检者，还应当散瞳
后进行直接、间接检眼镜检
查，尤其注意检查周边视网膜是否有变性、裂孔等。

　　下列情况应重点检查：

　　（1）视力低下及视力矫正不能达到正常者。

　　（2）高度近视眼者。

　　（3）突发性的有细尘状感或合并有闪光感者。

　　（4）屈光间质不良有玻璃体色素沉积或玻璃体混浊者、高度
近视合并视网膜脱离的被检者。其对侧眼的检查对早期发现新的病
变，从而及早预防和治疗十分重要。

⊙ 近视的早期眼底改变

　　近视早期眼底改变，主要集中在视盘和后极部两个部位的外观
改变。

1. 视盘

　　正视化及过度正视化早期视盘的改变表现在：鼻侧过度牵引、
弧形斑形成、视盘倾斜、视杯改变和视盘增大。

2. 后极部

　　豹纹状眼底改变，提示眼球后极部已经扩张，需要同时注意观
察视盘的弧形斑是否形成。

视网膜和脉络膜厚度

OCT检测（图4-11）显示，高度近视可出现视网膜厚度变薄，与近视度数和矫正视力均显著相关，即度数越高，矫正视力越低，视网膜厚度越薄。

OCT检测还显示，高度近视患者脉络膜厚度较健康人明显变薄，且与眼轴长度的变化关系密切。近视度每增加 -1 D，脉络膜厚度减少24微米；眼轴每增加1毫米，脉络膜厚度减少37微米。这提示高度近视的发展可能性与脉络膜血管灌注减少有关，脉络膜的病理改变可能在高度近视眼并发症的发生过程中发挥作用。

有研究表明，较之视网膜厚度变薄，高度近视黄斑功能障碍可能与黄斑脉络膜厚度直接相关，脉络膜的异常可能在近视黄斑功能障碍的发病机制中发挥作用，最终导致萎缩。

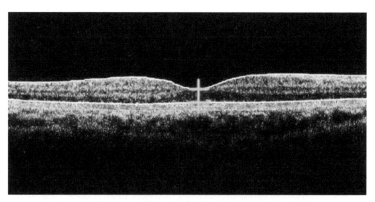

图 4-11　OCT 测量黄斑视网膜厚度

眼球生物学测量

使用光学生物测量仪可进行眼球生物学测量，其通过光学弱相干反射计量技术原理测量角膜前后表面、晶体前后表面和视网膜前后表面的干涉峰位置，从而得出相关数据。

眼球光学生物测量仪以微米为单位，基本可以满足近视增长速度的监测（每 3 个月眼轴增长 0.02 毫米），除了测量眼轴长度，还能获得角膜曲率、角膜厚度、前房深度、晶状体厚度、玻璃体厚度、角膜直径、瞳孔大小等参数。

检测时不需要接触眼睛，儿童也容易接受。眼球光学生物测量仪是儿童、青少年近视防控工作的重要检查仪器。

身高、体重

10 ～ 14 岁为青春期，发育快速，眼球也会随着身体的整体发育再次发育生长。在快速增长期，应加强防止眼睛过度发育的近视性生长。

建立视力健康档案

视力健康电子档案，不要以为其健康数据只有视力，还包括屈光度、眼轴长度、屈光介质参数等眼部健康数据，即以往所说的屈光发育档案。建档现场见图 4-12。

近视的形成是一个渐进的过程。正常情况下，眼球的正视化过程也可以称为近视化过程，即眼球从远视眼逐渐向近视方向变化，成为正视眼，属于正常生长发育。但若过度，即成为近视眼。因此，除了关注孩子视力是否正常，眼球发育是否正常更应是我们关注的要点。对于 3 ～ 14 岁儿童、青少年，应每半年进行一次全面检查，采集各种眼部健康数据，建立视力健康档案。眼部健康数据的检测项目包括：

（1）视力：远视力。有条件的可以增加近视力、小孔视力、矫正视力、戴镜视力等。

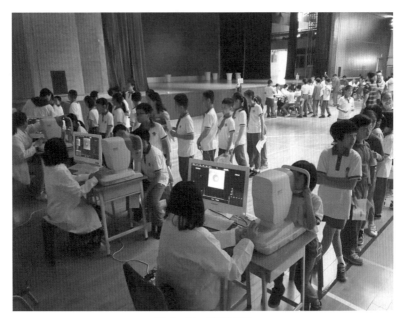

图 4-12　建档现场

（2）眼压：正常范围为 10 ～ 21 毫米汞柱。

（3）屈光度：非睫状肌麻痹后验光的屈光度。有条件的可以查睫状肌麻痹后验光的屈光度。

（4）角膜曲率：正常为 43 D。

（5）散光及散光轴位。儿童、青少年的散光轴位通常为：近视轴位在 180°±15°，远视轴位在 90°±15°。

（6）角膜厚度：正常约为 550 微米。

（7）眼轴。眼轴是观察眼球发育的重要指标，也是观察近视发生发展的重要依据。

（8）身高、体重。

第五章
近视能预测吗

孩子视力正常，会有近视的可能吗？

孩子没有近视，医生竟然说要去验光！

孩子刚刚近视，以后会发展成高度近视吗？

孩子是中度近视，以后会出现眼底并发症吗？

⊙ "治未病"的智慧

《黄帝内经》提到，"圣人不治已病治未病，不治已乱治未乱"。

唐朝名医孙思邈在此基础之上提出："上工治未病，中工治欲病，下工治已病。"

扁鹊对"治未病"的阐述漫画见图 5-1。

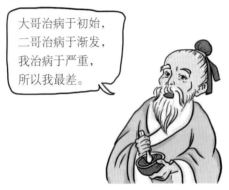

大哥治病于初始，
二哥治病于渐发，
我治病于严重，
所以我最差。

图 5-1　扁鹊对"治未病"的阐述漫画

《黄帝内经》提到，高明的医生，往往是在疾病还没有出现的时候及早干预，防患于未然。孙思邈将疾病分为"未病""欲病""已病"三个层次：高明的医生能够在疾病未发之时进行预防，从而避免疾病的发生；中等层次的医生能及早发现疾病端倪，将疾病遏制在萌芽期；低层次的医生往往在患者已病重的时候才知悉其严重性，并施行补救式治疗。

"治未病"的基本理念可归纳为"未病先防""欲病早治""既病防变""逾后防复"四个方面。

⊙ 健康管理与"治未病"

健康管理（managed-care）（图 5-2）是以预防和控制疾

可以不近视

病发生与发展、提高生命质量为目的，针对个体及群体相关的健康危险因素，基于健康体检结果，建立专属健康档案，给出健康状况评估，并有针对性地提出个性化干预方案（处方）加以改善的过程和方法。

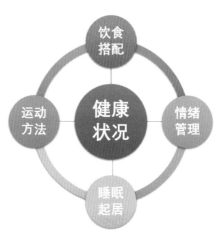

图 5-2　健康管理

健康管理是"治未病"的现代方式，包括检测建档、评估和干预三个部分，既可对某个或某类型健康问题进行管理，也可对某年龄阶段的健康问题进行管理，是"治未病"的现代科学方式。

⊙ 健康管理中的"三级预防"

健康管理体现三级预防并举。

一级预防，即无病预防，又称病因预防，是在疾病（或伤害）尚未发生时针对病因或危险因素采取措施，降低有害暴露的水平，增强个体对抗有害暴露的能力预防疾病（或伤害）的发生或至少推迟疾病的发生。

二级预防，即疾病早发现、早治疗，又称为临床前期（或症候前期）预防，是在疾病的临床前期做好早期发现、早期诊断、早期治疗的预防措施。

三级预防，即治病防残，又称临床预防，可以防止伤残和促进功能恢复，提高生存质量。

● 近视防控与学生视觉健康管理

近视，是我国儿童、青少年的重要健康问题。随着近视发生的低龄化，高度近视发病率将随之增高，各种并发症将会在青壮年时期出现，从而造成严重的社会健康危害。

近视防控，就是要加强学生的视觉健康管理（图5-3），预防近视发生、控制近视加深、避免近视严重并发症的出现，防止因近视而致盲/致低视力。

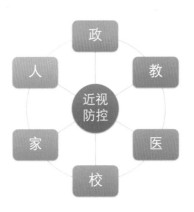

图5-3 学生近视防控健康管理

● 学生视觉健康管理不能只看视力

视力是视功能的一项主观指标，仅占视觉对比敏感度的一点，即最低空间频率的最大对比度。我们知道了视觉的产生和发育过程，知道了屈光发育的正视化规律后，就能明白学生的视觉健康管理绝不能仅看视力。举个例子，孩子视力0.5，你知道孩子是近视、远视，还是散光？是什么原因导致的？还有一种更可怕的情况：虽然孩子视力1.0，但其实已经是隐性近视，而家长却盲目乐观，从而错过最佳干预时间。因此，学生视觉健康管理的数据采集一定要能全面反映孩子的眼球和视觉发育。

⊙ 孩子没有近视，还要验光吗

答案是肯定的。这个就好比孩子没有长大，但我们从婴儿时期就定期给孩子测身高、体重。为什么？就是想知道孩子的身高、体重是否达标，发育是否正常。如果不达标，就能及时补充营养，寻找补救措施，以免错过最佳发育期。眼睛作为身体的一部分，一直处在生长发育过程中，但我们对它的观察就只有一个单一的"视力"指标。孩子视力出现问题时才去检查、验光，但眼睛多半已经近视了，这时只能矫正控制，无法治愈。

因此，孩子没有近视，也需要验光。要为孩子建立视力健康管理档案，以对眼睛有全面的认识。家长要关注孩子的眼睛是否正常发育，对于 3 岁及以上的儿童、青少年，不只是定期验光，应该每 6 个月进行一次全面的各种屈光参数和生物参数的记录，如视力、屈光度、角膜曲率、眼轴、眼压及身高、体重等相关数据。

⊙ 为什么要预测近视

预测近视，起码有以下两个好处，即了解眼睛的发育情况和识破隐匿的近视。

1. 了解眼睛的发育情况

3 岁之后，眼睛进入缓慢发育期。3 ～ 15 岁，眼轴大概增长 1 毫米，屈光力从远视 +3.00 D发育至正视眼，按照这种算法，那么眼轴每年平均增长约 0.08 毫米，屈光力每年递减约 0.25 D。如果眼球过度生长，就会近视。因此，要知道眼球的生长速度是否正常，就要把握眼睛发展的脉搏和步伐。现代眼科仪器已经能做到精确测量眼球的各项生物参数，让我们了解眼球的发育情况成为可能。一旦发现眼睛的发育出现异常，即使还没有近视，也应该采取干预措施。

2. 识破隐匿的近视

眼睛的屈光度数是由角膜、晶状体及眼轴相互匹配构成的，部分 3 ～ 10 岁的学龄前和学龄期儿童眼轴较同龄人延长，而较平的角膜曲率的补偿，以及同时伴有的晶状体调节，掩盖了综合屈光度，使屈光度表现为正常或远视的假象，使人们疏忽了真正的眼睛发育形成的屈光度。临床上，当眼轴延长超过了其角膜和晶状体的补偿后，常表现为近视"突然"出现和迅速加深。这也是为什么常听见家长抱怨"初一检查视力还正常，怎么一学期就变成了一两百度近视"。因此，我们要识破近视的隐匿期，及时发现问题的关键所在。

什么时候开始预测近视

从何时开始预测近视？多久监测一次更科学？

近视的预测预警，首先就是家长要及时给孩子的眼睛做一次全面的体检，最好从 3 岁开始，之后每半年定期检查，了解孩子眼睛的发育情况，把握眼睛发展的脉搏和步伐，做到科学用眼、护眼。

预测近视的关键点

预测近视，就是采集关键数据。根据眼球发育的规律，估算屈光力的变化可能。这些关键数据，包括以下几项：

1. 眼轴

眼轴长度代表眼球的生长，分为快速发育期（出生到3岁）和缓慢发育期（3～15岁）。在整个缓慢发育期，眼轴增长1～1.5毫米。有研究表明，眼轴的变化终止于15岁左右，其后不再有明显变化，此时屈光力达到正视状态或者轻度远视状态。但此结论可能仅限于正视的发育。对于近视患者，其眼轴长度过快发育，在7岁左右可能眼轴已经发育至24毫米，15岁后可能继续延长（图5-4）。据观察，有些眼轴长度超过27毫米的眼球，其眼轴可能终生增长。

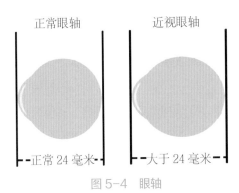

图 5-4　眼轴

眼轴长度与眼的屈光状态关系密切。眼轴延长可使平行光线聚焦于视网膜前，形成近视。根据近年大量生物测量结果，眼轴延长是绝大部分近视眼的主要发病机制，近视的眼轴长度比正视长，即使是低度近视，其眼轴也明显比正视长。各级近视之间的眼轴长度有明显差别，即高度近视的眼轴长度明显长于中度，中度又明显长于低度。近视屈光不正度数与眼轴长度密切相关，眼轴越长，近视屈光不正度数越高。不同程度近视之间的度数差别，完全可从其眼轴长度差值算出差异解释。眼轴长度改变对屈光力的影响，一般认为 1 毫米眼轴增长可改变 2.50～3.00 D。

眼轴长度越长，近视屈光力越高。同时，眼轴延长还会引起一系列眼底改变，如：

（1）豹纹状眼底。豹纹状眼底是近视的一大特征。由于眼球向后伸长，视网膜血管离开视盘后即变直变细，或明显减少。同时色素上皮层营养障碍，浅层色素消失，脉络膜橘红色大血管更加暴露，由此而呈现在眼底，被称为豹纹状，出现率高达 80%；而当眼轴明显延长、屈光力更高时，出现率可超过 90%。

（2）视盘。近视的视盘较大，多呈椭圆形，长轴垂直，可稍倾斜。颞侧平坦，边界部分模糊不清，可与弧形斑相连。

（3）弧形斑。眼轴向后伸长，视盘周的脉络膜受到牵引，从视盘旁脱开，相应处巩膜暴露，形成特有的弧形斑。弧形斑明显随眼轴延长而增大，多居颞侧，若眼球继续向后生长，则可扩展到视盘四周。

（4）黄斑。眼轴延长会导致黄斑红变（中心凹反光消失，出现一境界不清的深红色斑点，是扩张的毛细血管丛透过变薄的组织所致）、黄斑色素紊乱（退行性变的早期表现）及黄斑新生血管。

（5）Fuchs斑。黄斑区呈轻微隆起的圆形、椭圆形，或形状不规则的暗斑，色灰黑或灰绿，为玻璃膜破裂及视网膜下新生血管所形成的病变。

（6）漆裂纹样病变。眼底可见不规则的黄白色条纹，如同旧漆器上的裂纹，为玻璃膜出现网状或枝状裂隙所致，亦称玻璃膜裂纹。此病变主要见于眼球后极部及黄斑区，有的与弧形斑相连，条纹 2～10 条不等。

（7）周边视网膜脉络膜病变。随着眼轴延长，眼底周边部也会受到影响，表现为脉络膜退行性病变及视网膜变性。

必须指出的是，早期的豹纹状眼底改变多不会引起眼科医生的关注。但据我们的观察，同为低度近视的青少年，出现豹纹状眼底者对比度视力低于没有豹纹状眼底者，提示其视功能已经受到影响。

2. 角膜曲率

在眼球的快速发育期，也就是 0 ～ 3 岁，随着眼球的扩大，角膜变得扁平，角膜前表面曲率半径从出生时的 7 毫米，扩张至成年时的 7.7 毫米，角膜的屈光力从 48 D 降低至 43 D。在缓慢发育期，角膜几乎不会有明显的变化。

角膜曲率的变化使眼的屈光状态向远视方向转化，通常角膜曲率降低 1 D，眼的屈光状态就增加 1 D 的远视。临床上可见部分孩子由于角膜曲率降低至 39 D，即使眼轴已达 24 毫米，但睫状肌麻痹验光的屈光力仍然表现为远视 3 D（+3.00 D）。这类孩子就是由角膜曲率的过度远视化，隐藏了其原本已经近视的真实现象。他们应该是重点关注对象，因为从医学角度出发，眼轴过度延长才是近视最可怕的问题。前面我们也提到，眼轴延长会导致一系列类眼底致盲性改变。很多家长甚至医生都会忽略这类情况，因为传统验光仅仅检查孩子的屈光状态，这类孩子的屈光状态多表现为远视或者低度近视，家长会盲目乐观，从而忽略了进一步的眼底检查，殊不知，孩子的眼底可能已经是高度近视眼底的表现了。

3. 晶状体厚度

从出生到成年，晶状体厚度在逐渐变薄，曲率半径也在增加，屈光力从 31 D 降至 20 D，使眼向远视方向转化了 11 D。晶状体和角膜一起参与了眼正视化过程，之后变化就不是很明显了。到中老年时期，其厚度有随着年龄增加而加厚的趋势，更重要的改变是晶状体核的硬化使晶状体的折射率和屈光力增加，改变明显者可造成屈光向近视方向转化，出现老年性近视。

近视的晶状体屈光力与正视无明显差别。各级近视之间，可能低度、中度的晶状体屈光力稍高，高度近视与正视稍低。屈光不正度数与晶状体屈光力基本不相关或仅低度正相关，即近视者的晶状体屈光力可能反而略低。如以正视的晶状体屈光力分布作为正常范围，则所有原发性近视的晶状体屈光力基本上均在正常范围内。

近视基本上是眼轴长度主导决定的。由于近视的眼轴长度与正视有一定的交叉重叠，因此有些低度近视眼轴长度仍在正常范围内，而中、高度近视眼轴长度大多数已超出正常范围。角膜曲率的变化不是近视发生的原因，或只有极个别病例可能与近视发生有关。晶状体屈光力的变化也与近视发生无关，甚至部分近视的晶状体曲率半径还稍低于正视，可能是起了代偿眼轴延长的作用。

4. 眼压

眼压（图5-5）即眼内压，是眼球内容物作用于眼球壁及内容物之间相互作用的压力。正常人的眼压值为10～21毫米汞柱。

（1）眼压与屈光度。早在20世纪50年代，人们就已发现近视患者的眼压偏高，并指出眼压偏高是近视的重要特征。眼压增高可能导致近视的产生，而且眼压较高的近视发展速度也较快。有学者对49名9～12岁近视儿童观察2年，结果显示，眼压大于16毫米汞柱组，屈光力增加1.32 D，而眼压不超过16毫米汞柱组屈光力仅增加0.86 D。

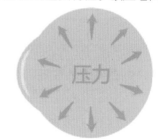

图5-5 眼压

有学者将眼球比作气球，近视如同吹气球，吹的力量越大，就越可能产生近视，而这吹的力量就是眼压。因此，对近视，特别是青少年近视，需要关注眼压变化情况，通过对其眼压变化情况的了解来预示其眼近视程度有无加深的趋势。

（2）眼压与眼轴。眼压是否和眼球生长有关？有学者提到眼压是眼球扩张的内动力。早期研究显示，1岁眼轴长度为17毫米时，眼压高达25毫米汞柱；3岁眼轴长度为22毫米时，眼压为24.5毫米汞柱；7岁眼轴长度为22.8毫米时，眼压交汇于22.8毫米汞柱；之后眼压在13岁时降至16毫米汞柱，至20岁时维持在15毫米汞柱。在正常眼球发育中，眼内压可以使眼球膨胀，而巩膜可以抑制这种机制，当二者相拮抗的力量失调时，眼轴便增长迅速。因此，在近视的发生、发展过程中，眼压增加是一个不可忽视的因素。眼压增高，巩膜抵抗力减弱，眼轴增长导致近视进一步加深。

眼压增高可促进近视的发展，近视同时也是发展成青光眼的危险因素，特别是高度近视，其发展成青光眼的危险性高于正视眼2.67倍。青光眼如果没有得到早期诊断和及时治疗，将会导致视网膜神经节细胞死亡而失明。高度近视的青光眼大多属于原发性开角型青光眼或正常眼压性青光眼，这种类型的青光眼通常没有急性发作（眼压突然升高）的症状，也就是说没有头痛、眼痛、眼红、视力突然明显下降等症状，因而常常不能早期诊断，以致延误治疗的时机。

总之，眼压与屈光度、眼轴都存在一定的内在联系，眼压的测定通常也受到球壁硬度、角膜中央厚度、角膜曲率的影响，因此测量的眼压值应该根据上述参数做相应的校正，并根据实际情况对眼压控制基线进行下调。道理如同吹气球，起初很费力，但气球体积增长很慢，此时气球的内压力增长很快，但是体积改变很小，一旦超过某个阈值后，气球体积就会迅速增大。同时，球壁延长变薄容易压陷，形成较低眼压的表象，但实际上校正的眼压并不一定低。因此，对于近视发展较快的患者，从近视控制的角度出发，其眼压的控制基线是否可以考虑降得更低一些呢？据悉，美国眼科学会在2010 年的教科书中规范了平均眼压为 16 毫米汞柱，以及波动 3毫米汞柱（一个标准差）的正常眼压概念，有参考价值。

人工智能和大数据在近视预测中的应用

"人工智能就是研究如何使计算机去做过去只有人才能做的智能工作。"目前，人工智能主要应用于机器翻译、智能控制、专家系统、机器人学、语言和图像理解、遗传编程、自动程序设计、航天应用、庞大的信息处理，以及执行化合生命体无法执行的或复杂的或规模庞大的任务，等等。人工智能漫画见图 5-6。

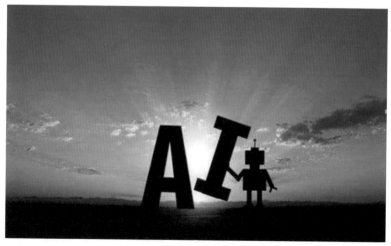

图 5-6　人工智能漫画

专家系统是一种模拟人类专家解决领域问题的计算机程序系统，这一技术已经比较广泛地应用在医学领域，也是我们以往研究近视预测所使用的。目前，这一技术已开始采用大型多专家协作系统、多种知识展示、综合知识库、自组织解题机制、多学科协同解题与并行推理、专家系统工具与环境、人工神经网络知识获取及学习机制等最新人工智能技术来实现具有多知识库、多主体的第四代专家系统。

大数据是指一种规模大到在获取、存储、管理、分析方面大大超出了传统数据库软件工具能力范围的数据集合，具有海量的数据规模、快速的数据流转、多样的数据类型和价值密度低四大特征。在大数据应用中，Google流感趋势（Google flu trends）利用搜索关键词预测禽流感的散布是一个典型例子。

值得指出的是，目前一些视力筛查系统采取的以个人视力（屈光力）前后变化形成的趋势图推测近视发展的方式，其技术水平与人工智能预测有巨大的差别。

⊙ 学生视觉健康管理的内涵

学生视觉健康管理的内容包括学生视觉相关数据采集与档案建立和学生视觉健康指导与干预两大部分。其中，学生视觉相关数据除了目前仅检测的视力，还有屈光状态和与近视相关的眼部参数（如眼轴和角膜曲率）。这些参数在生长发育期间的变化有一定的规律，对动态评估学生（个体）近视患病危险性有很大的帮助。此外，数据档案还包括影响学生视力的行为因素调查，这对有针对性地给予学生（群体和个体）视觉健康指导有很大的帮助。至于学生视觉健康的干预，除了目前学校的群体预防措施，还包括目前国际和国内一些行之有效的眼科/视光学的干预措施。

⊙ 理想的视力健康电子档案

严格地说，目前还缺乏真正的视力健康电子档案软件（系统），通常使用的只能说是视力筛查系统。因为这些软件系统只记录视力和屈光力数据。即便有的可以采集更多的数据，如眼轴，也没有精准的分析和预警。

理想的视力健康电子档案系统，应该具备以下功能：

（1）物联网数据采集。可连接视力表（电子视力表）、验光仪、眼压计、眼生物测量仪，将采集到的视力、屈光力、眼压、角膜厚度、角膜曲率、前房深、晶状体厚度、眼轴长度等数据上传到系统中。

（2）智能化自动分析。不但可以自动形成学生近视检出率、新发率等的报告和统计分析，还可以查阅所选择范围内的近视检出率、新发率及发展趋势，为管理和研究者提供资料。

（3）个性化行为分析。可了解学生日常用眼环境及用眼习惯，给予综合的用眼行为优化建议。

（4）家长端移动查询。家长可在移动端查看自己孩子的检查结果和分析预警，了解孩子视力健康情况。

（5）人工智能预警。基于全面的眼健康参数，采用人工智能技术提供个体近视发生、发展的预测，从而对学生近视进行预警。

（6）科普资料查阅。对于需要了解的参考值和专业名词，可点击查看各项参考值和名词解释及相关科普短文。

（7）其他扩展功能。

个体视力分析、人工智能三级预警、数据智能分析、远程近视管理、视力健康电子档案系统、家长查询、科普资料查阅见图5-7至图5-13。

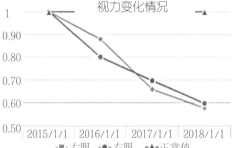

图 5-7 个体视力分析

建议：

亲爱的家长：

　　您好！您孩子test**左眼视力5.0，右眼视力5.0**，目前视力正常，但根据年龄及眼部生物测量参数，**今后发生近视的可能性极高。**

建议：

1. 带动和帮助孩子养成良好用眼习惯，避免不良用眼行为；
2. 增加孩子户外活动和锻炼，室外活动每天不少于2小时，减少电子产品使用；
3. 提供良好的居家视觉环境，保障孩子充足睡眠和均衡的营养，少吃甜食；
4. 随时关注孩子视力异常迹象，了解到孩子出现需要坐到教室前排才能看清黑板、看电视时凑近屏幕、抱怨头痛或眼睛疲劳、经常揉眼睛等迹象时，及时带其到眼科医疗机构检查。

图 5-8 人工智能三级预警

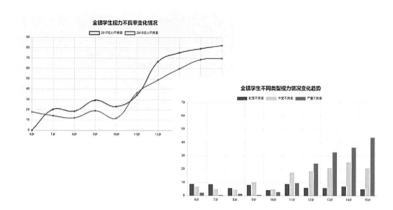

图 5-9　数据智能分析

近视全程管理

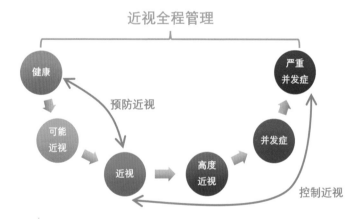

图 5-10　远程近视管理

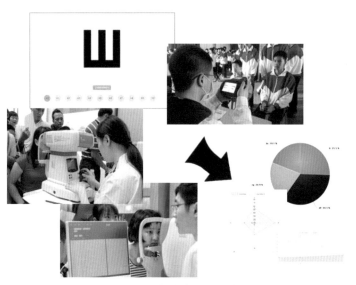

图 5-11　视力健康电子档案系统

检查项目	右眼	左眼	参考值
裸眼视力 ⑦	5.1	5.1	5.0
矫正视力 ⑦	...	...	...
球镜(D) ⑦	+0.25	0.00	+0.00~+1.25
柱镜(D) ⑦	–0.50	–0.50	...
轴位 ⑦	75	35	...
等效球镜(D) ⑦	0.00	–0.25	...
眼轴(mm) ⑦	23.35	23.53	23.60
角膜厚度 (μm) ⑦	543	553	...
平K(D) ⑦	41.61	41.75	...
陡K(D) ⑦	42.24	42.16	...
眼压(mHg) ⑦	16.5	17.0	10~21

检查记录 ··· ◉

当前为2018年度检查结果

图 5-12　家长查询

< **眼科小词典** ··· ◉

眼轴长度（AL）

释义：

　　眼轴长度是指眼球的前后径。眼轴的变化具有重要的意义，它与近视度数明显正相关。家长要注意孩子的眼轴是否在正常范围内。

附：眼轴长度参考值。

年龄	正常眼轴／毫米
出生	16
3岁	23
3～13岁	每年增长 0.1～0.2
13～14岁	24

（根据《近视防治指南》）

图 5-13　科普资料查阅

第六章
可以不近视

家长: 我真的不希望我的孩子近视, 戴副眼镜多麻烦呀!

老师: 学生最重要的是升学进名校, 预防近视会不会影响学生成绩?

家长: 现在戴眼镜的比比皆是, 还能预防吗?

⊙ 全社会行动起来

"健康中国"是习近平总书记在党的十九大提出的国家战略。儿童、青少年近视防控关乎国家未来建设者和捍卫者的视力健康，是"健康中国"的重要组成部分。

全民要对近视有一个正确的认识。近视不是文明的产物，近视了也不仅仅是戴一副眼镜那么简单。近视是一种疾病，它不仅仅是医学问题，而且是社会问题。近视不但影响患者群体正常的学习、工作和生活，增加患者家庭和社会每年在矫正近视和近视引起的并发症治疗方面的医疗费用支出，降低患者的劳动收入和家庭生活质量，还将影响我国的国防安全。

近视防控任重道远，必须全社会行动起来，全民皆兵，才能打好近视防控这场视力健康保卫战。

⊙ 近视预防的科学机制

近几十年，近视患病率迅速增长与教育方式转变之间存在紧密联系。20 世纪以来，世界范围的重视教育浪潮席卷而来，近视患病情况快速蔓延，中华人民共和国成立后及 1978 年改革开放后两个阶段国内近视患病率急速攀升等现象均反映教育因素和社会环境改变对近视形成有至关重要的作用。

综合防控近视，就是要建立一种科学的近视防控机制，即由政府主导，由教育管理部门牵头，联合医疗机构、学校、家庭、学生个人的"政—教—医—校—家—人""六位一体"的（图6-1）联动模式，全方位预防控制近视的发生、发展。

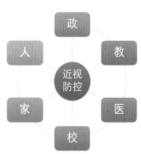

图6-1 "六位一体"示意

⊙ "一减一增"

减轻学生课业负担，尤其是低年级学生的课业负担，是降低近视发生率、遏制近视低龄化的有效措施。"减负"，除了学校的责任，家长也要配合学校切实减轻孩子负担，不要盲目参加课外培训、跟风报班，应根据孩子兴趣爱好合理选择，避免学校减负、家庭增负。

增加户外活动时间。多项研究结果表明，以户外活动作为简单的公共卫生干预措施可以显著降低近视的发生率。

⊙ 在户外活动多久可以预防近视

多项研究建议，每天户外时间 2 小时，每周约 12 小时，可以减少近视的发生，控制近视度数增长。有专家认为，孩子们需要每天在 10 万勒克斯的光照下至少待 3 小时，才有助于预防近视。这个光照强度相当于晴朗的夏日，在树荫下戴着太阳镜的感受。户外活动示意见图 6-2。

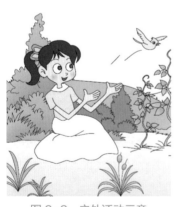

图 6-2 户外活动示意

有研究团队随机选取 6 所学校，让 6 ~ 7 岁的孩子在学校日程结束后，增加 40 分钟户外课程；作为对照的其他 6 所学校的儿童时间表没有变化。3 年后统计结果发现，接受户外活动的 900 名儿童中，30% 患近视，而对照学校的近视率则近 40%。由此提出每天增加 40 分钟户外活动，即可有效减少近视发生。

爱好体育活动

学校和家长要鼓励、支持孩子参加各种形式的体育活动，使其掌握1～2项体育运动技能，引导孩子养成终身锻炼的习惯。当然，这些体育活动最好能在户外进行，因为户外活动既可以增强孩子体质，又可以增进亲子关系，还可以预防近视。

营造良好的课堂学习环境

课堂学习环境的主要问题在于课桌椅和采光照明。

一些学校没有配置可调整高度的课桌椅，即使已经配置，也没有为学生做个性化的调整，影响了学生的读写姿势。

教室的采光照明应按照《中小学教室采光和照明卫生标准》（GB 7793—2010）。目前，部分学校在建造的时候为了节能而使用了有色玻璃，影响了采光；灯具的数量和安装也不符合标准，照度不达标。

一直都有争议的是，LED照明器具能否作为教室的照明光源（图6-3）。对LED蓝光损害的担心，以及不同光源的光谱对动物眼轴增长的影响的显著差异，引发了人们对光谱的关注。近年来，有企业对LED光谱进行改良，使之更接近自然光，但仍需要进一步的科学研究。

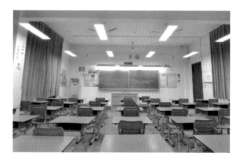

图6-3　教室照明

营造良好的家庭学习环境

家庭学习环境（图6-4）存在的主要问题也在于书桌椅和采光照明。

供儿童做家庭作业的书桌椅高度也应该可调整，按照孩子的身高发育而进行定期调整。

将书桌摆放在窗户旁，使书桌长轴与窗户垂直，白天看书写字时自然光线应该从写字手的对侧射入。

家庭学习环境的采光照明目前无具体标准，可参考《中小学教室采光和照明卫生标准》（GB 7793—

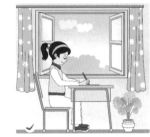

图6-4　家庭学习环境示意

2010）。室内各表面应采用高亮度、低彩度的装修，读写桌面应维持平均照度值不低于 300 勒克斯，并避免书桌上放置玻璃板或其他容易产生眩光的物品。使用台灯的同时，应有房间照明。

此外，要保持学习环境安静、空气清新。

如何选择台灯

家庭台灯照明最起码要做到无频闪、无眩光、无辐射、无有害蓝光。可同时关注以下三个指标：

1. 亮度

以桌面照度来判断，亮度应该在 300 勒克斯以上。亮度除了需要充足，还要有足够的照明区域，分布均匀。

2. 色温

色温指的是光线的冷暖，应该在 4000 开尔文左右，相当于上午柔和的阳光，阅读起来比较舒服。

3. 显色指数

显色指数越高，表示显色性越好，我们看到的颜色越接近自然颜色。合适的台灯显色指数要达到 90 以上。

台灯使用什么光源，一直是备受关注的焦点。白光 LED 因蓝光问题已经争论很久，目前有 OLED 台灯（图6-5）面市，有望为孩子带来更健康的光源。

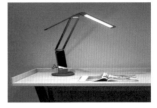

图 6-5　OLED 台灯示例

⊙ 如何摆放台灯

台灯选得好，还要放得好。台灯的高度距离书面要有一定距离，这样既保证充足的阅读照明，周围环境也有一定的亮度。但也不能距离过高，以免灯光直射眼睛。

若白天看书写字时光线不足，可在书桌上摆放台灯辅助照明，放置位置为写字手的对侧前方。晚上看书写字时，要同时使用书桌台灯和房间顶灯，并正确放置台灯。

⊙ 营造户外学习环境

能否将目前的室内学习转移到户外，或者将室内学习环境通过现代技术高仿为户外环境，是近年研究的方向之一。（图6-6）

将室内学习转移到户外最简单的方法，是把部分可以改为户外上课的课程安排在户外，比如，语文课的朗读、图画课的写生等。在家里，日落前可以把书桌放在阳台上或大院内。

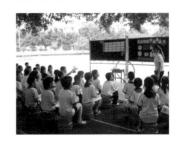

图 6-6　户外课示例

通过一些技术手段，把阳光引入户内成为教室照明是高仿户外环境的最直接方式。通过模仿太阳光谱制造人工光源，是目前采用较多的研究方法。

◉ 端正读写姿势

科学研究表明，近视与近距离阅读、工作时间以及学习姿态有着显著关系。近视儿童的读写时间普遍长于非近视儿童，近距离读写（小于30厘米）与高度近视患病率及近视快速进展呈正相关，不良的读写姿势和长时间的近距离读写能够引起眼球发育的诱导倾向性，导致近视形成。因此，儿童、青少年要从小端正读写姿势。

正确的读写姿势是"三个一"：一寸、一尺和一拳，即手与笔尖保持约一寸（约3.3厘米）的距离，眼睛与书本保持一尺（约33厘米）的距离，胸与课桌保持一拳的距离。见图6-7。正确握笔姿势示意见图6-8。

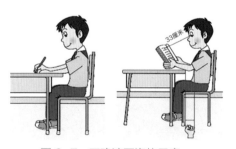

图6-7　正确读写姿势示意

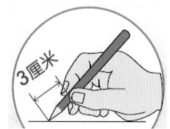

图6-8　正确握笔姿势示意

◉ 养成良好的生活和用眼习惯

（1）多到户外活动，积极参加体育锻炼，增强体质，做到劳逸结合，远近兼顾。

（2）掌握正确的用眼习惯，不在路灯下或乘坐汽车时看书，不歪头或者躺在床上看书或者边走路边看书。

（3）每天上午、下午都要自觉做一次眼保健操，做眼保健操时应该注意双手干净，做到穴位准确、手法正确、力度适当，消除眼肌部分疲劳。

（4）养成良好的生活习惯，早睡早起，合理安排自己的学习时间。

合理规范使用电子产品

当今，电子产品智能性太强，很容易吸引学生的注意力，甚至有的学生深深沉迷于电子产品中，不仅下课玩，上课也偷偷玩，这样会严重分散注意力，势必影响学习。因此，学校应当明令禁止学生携带电子产品进校，带入学校的要进行统一保管，从而规范青少年的学习生活。

学校教育本着按需原则合理使用电子产品，教学和布置作业不依赖电子产品，使用电子产品开展教学时长原则上不超过教学总时长的30%，原则上采用纸质作业，同时学校应当明确禁止青少年在校使用手机及其他电子产品。

家庭方面，家长陪伴孩子时应尽量减少电子产品的使用（表6-1）。

表6-1 儿童电子产品使用时间建议

年 龄	电子产品使用时间
2岁以下	不使用
2岁以上	每天总时间小于2小时

另外，家长不要在儿童的房间放置电视或者电脑。有意识地控制孩子特别是学龄前儿童使用电子产品，非学习目的的电子产品使

用单次不宜超过 15 分钟，每天累计不宜超过 1 小时。使用电子产品学习 30 分钟后，应休息，远眺（图6-9）放松 10 分钟。年龄越小，连续使用电子产品的时间应越短。一定要严格控制电子产品的连续使用时间，避免沉迷。

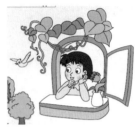

图 6-9　远眺示意

均衡营养

肥胖、超重、高血清胰岛素水平会增加近视发生风险，而营养过剩和营养不均衡是造成超重肥胖的首要原因，因此，均衡的营养不仅对孩子眼睛有好处，而且是儿童智力和体格正常发育甚至一生健康的基础。

3～18岁这个时期是一个人一生的饮食习惯形成期，因此要注重培养良好的饮食习惯。

对于不同年龄阶段的儿童、青少年，在一般人群膳食指南的基础上还要注意以下几条：

1. 3～6岁（学龄前期）儿童

（1）规律就餐，自主进食不挑食，培养良好的饮食习惯。

（2）每天饮奶，足量饮水，正确选择零食。

（3）食物应合理烹调，易于消化，少调料，少油炸。

（4）参与食物选择与制作，增进对食物的认知与喜爱。

（5）经常户外活动，保障身体健康成长。

2. 6～12岁（学龄期）儿童

（1）认识食物，学习烹调，提高营养科学素养。图6-10为中国儿童平均膳食算盘。

（2）三餐合理，规律进餐，培养健康的饮食行为。

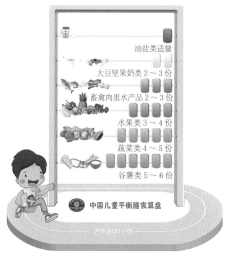

图 6-10　中国儿童平均膳食算盘

（3）合理选择零食，足量饮水，不喝含糖饮料。

（4）不偏食节食，不暴饮暴食，保持适宜的体重增长。

（5）每天至少活动 60 分钟，增加户外活动时间。

学龄儿童的合理膳食原则：

（1）学龄期儿童应该食物多样化，平衡膳食。

（2）坚持吃好早餐。

（3）培养良好的生活习惯及卫生习惯。

3. 12 ～ 18 岁（青少年期）儿童

各种营养素的需要量达到最大值，随着身体发育的不断成熟，需要量逐渐下降。

（1）青少年骨骼生长迅速，骨骼增加量占成年期的 45% 左右。因此，11 ～ 13 岁钙的推荐摄入量（recommended nutrient intake，RNI）为 1200 毫克 / 天，14 ～ 17 岁为 1000 毫克 / 天。

（2）青春期男生比女生增加更多的肌肉，肌蛋白和血红蛋白需要铁合成；而青春期女生还会从月经中丢失大量铁，需要通过膳食增加铁的摄入量。

（3）青少年生长发育迅速，特别是肌肉组织迅速增长以及性成熟，需要增加锌的摄入量（肉类、海产品、蛋类等）。

青少年的合理膳食原则：

（1）多吃谷类，供给充足的能量。

（2）保证足量的鱼、禽、蛋、奶、豆类和新鲜蔬菜水果的摄入。

（3）平衡膳食，鼓励参加体育活动和劳动锻炼，避免盲目节食。

⊙ 充足睡眠

保障孩子的睡眠时间，确保小学生每天睡眠 10 小时，初中生每天睡眠 9 小时，高中生每天睡眠 8 小时。同时，建议睡眠时不要开夜灯，以免影响睡眠。

值得注意的是，有报道学生睡眠时间与学业水平呈正相关，即睡眠充足的学生，其学业水平成绩会更好。见表 6-2。

表 6-2　小学生睡眠时间与学业水平成绩（青岛，2008 年）

睡眠时间	人数比例 / %	学业水平成绩 / 分
9 小时以上	46.0	512.6
8～9 小时	37.5	505.8
7～8 小时	9.9	482.7
6～7 小时	3.5	447.5
6 小时以下	3.3	401.4

⊙ 可穿戴设备的应用

可穿戴设备以及较广泛地应用于健康监测（如对人体体温、运动、睡眠、血压、血糖等监测）的可穿戴设备已经比较成熟。在近视防控领域也有了可穿戴设备，用于监测儿童、青少年的用眼习惯及用眼环境，对不良用眼习惯，如读写姿势不对、距离过近、持续时间过久，周围光照不合适等给予提醒，以便及时纠正孩子的不良用眼习惯，同时家长能通过数据了解孩子的用眼情况。另外，此类设备收集的大数据，可有效指导制定相关防控措施。

不足之处就是孩子对此类设备的依从性，设备丢失或者不愿意佩戴等问题需要解决。此外，价格也是影响这类设备广泛使用的重要因素。

⊙ 为孩子建立视力健康电子档案

视力健康电子档案是视力健康管理的基础。从孩子3岁起就给孩子建立屈光发育档案，切实做好中小学每学期两次视力检查工作，并将动态屈光检查纳入常规项目。有条件的地区和家庭，可建立完整的视力健康档案，其内容包括视力、眼压、动态屈光、静态屈光、视功能、眼生物参数测量（角膜曲率、晶体厚度、前房深度、眼轴长度），甚至身高、体重这些与眼部发育有关的数据都应该检查并记录，并每半年做一次建档。有了这些完整的数据，才能较好地分析孩子眼睛目前的发育情况，是已经近视，还是快近视，还是不会近视。尤其对快要近视的孩子，屈光发育档案的建立能很好地帮助孩子早发现、早干预，做到有效地预防或者减缓近视的发生。

⊙ 构建完善的视力健康管理体系

完善的视力健康管理除了建立视力健康电子档案，还应该有视力健康科普宣教和视力健康咨询服务。

视力健康管理的主体责任在教育部门，视力健康科普宣教的主要任务也应该在教育部门。根据教育部办公厅有关文件精神，视力健康科普宣教要通过政府部门协同、媒体参与、专家进校园、眼健康课堂、家长学校、妈妈课堂等形式，做到上下联动，营造全民防控氛围。

视力健康咨询服务是视力健康管理的另一个重要环节。在广泛的科普宣教和建立视力健康档案的基础上，为有需要了解更详细资讯的家长以及有需要进行个别针对性干预的孩子提供专业的科学干预建议和辅导，从而构成视力健康管理的完整体系（图6-11）。

信息时代的来临，为我们提供了大数据、人工智能等信息化手段，这些信息化手段将推动视力健康管理提升到一个更高的水平。

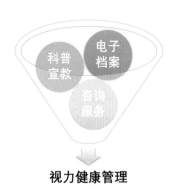

视力健康管理

图6-11 视力健康管理体系

第七章
近视可控制

　　家长：医生，才二年级就近视 200 度，有什么方法可以治好啊？

　　家长：不想孩子戴眼镜，眼镜越戴度数越深。

　　家长：孩子戴了眼镜，以后还能取下来吗？

⊙ 如何控制近视

有学者根据对多种近视干预措施进行的网状 Meta 分析，结果表明：

（1）高浓度（1% 和 0.5%，Atr H）、中等浓度（0.1%，Atr M）及低浓度（0.01%，Atr L）阿托品眼部应用分获前三名，其结果均具有显著统计学意义，显示该药物在近视干预方面有毋庸置疑的疗效。

（2）哌仑西平（Pir）、角膜塑形镜（OK 镜）、周边离焦接触镜（PDMCLs）、环戊通（Cyc）、棱镜式双光框架镜（PBSLs）具有中等疗效。

（3）渐进多焦框架镜（PASLs）、双光框架镜（BSLs）、周边离焦框架镜（PDMSLs）及增加室外活动（MOA）等措施效果较弱。

（4）硬性透气性接触镜（RGPCLs）、软性角膜接触镜（SCLs）、欠矫单光框架镜（镜片度数低于实际近视屈光度，USVSLs）和噻吗心安滴眼液（Tim）则对缓解近视发展无效。图 7-1 为各种近视干预措施对近视的控制作用。

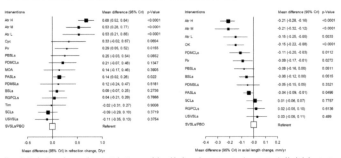

Figure 3. Results of network meta-analysis using single vision spectacle lenses/placebo as referent intervention. Atr = atropine; Atr H = high-dose atropine (1% or 0.5%); Atr L = low-dose atropine (0.01%); Atr M = moderate-dose atropine (0.1%); BSLs = bifocal spectacle lenses; CrI = credible interval; Cyc = cyclopentolate; MOA = more outdoor activities (14–15 hrs/wk); OK = orthokeratology; PASLs = progressive addition spectacle lenses; PBO = placebo; PBSLs = prismatic bifocal spectacle lenses; PDMCLs = peripheral defocus modifying contact lenses; PDMSLs = peripheral defocus modifying spectacle lenses; Pir = pirenzepine; RGPCLs = rigid gas-permeable contact lenses; SCLs = soft contact lenses; SVSLs = single vision spectacle lenses; Tim = timolol; USVSLs = undercorrected single vision spectacle lenses.

图 7-1　各种近视干预措施对近视的控制作用

☉ 单光框架眼镜

单光框架眼镜是目前矫正近视最常用的方法，也是一种简单可靠的光学矫正方法。

近视矫正眼镜片是一种凹透镜，它能矫正眼睛的近视性屈光不正，通过眼前佩戴与近视程度具有相同等效屈光力的凹透镜，组成正视化的镜眼透镜系统，使无限远物体成清晰的像于视网膜上。图7-2为凹透镜矫正近视原理示意。

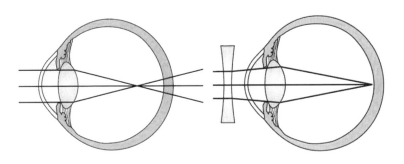

图 7-2　凹透镜矫正近视原理示意

但佩戴单光眼镜仅能矫正近视，对延缓近视进展作用甚微，如果要延缓或控制近视进展，应该联合其他控制方法一起使用。早期有学者采用欠矫的方式验配单光眼镜，也就是眼镜的屈光力小于近视程度，认为能延缓近视进展。但现在越来越多的证据显示，欠矫的单光眼镜对延缓近视进展的作用甚至比足矫单光框架眼镜还差，所以不提倡近视欠矫验配。

☉ "近用附加"与双焦点镜及渐进多焦点框架眼镜

自20世纪40年代起，学者们试图从调节入手延缓近视加深。

一般认为，近视与视近过度有关，而视近时眼部的主要变化是调节增加，因而考虑利用"近用附加"（视近时增加正镜度数）缓解近距离阅读时眼的调节，从而起到控制近视发展的作用。主要采取以下方法：

（1）减度数近用镜，即近视者除了佩戴足矫度数的眼镜用于视远，在视远度数的基础上减少近视度数另配一副眼镜用于视近。

（2）双焦点镜，俗称"双光镜"，即将两种不同屈光力磨在同一镜片上，成为两个区域的镜片。镜片上方做视远的部分成为视远区，下方做视近的部分成为视近区。

（3）渐进多焦点镜片（progressive addition lens，PAL，简称渐变镜）。设计构思最早由欧文·埃维斯于 1907 年提出。渐变镜片从远用区开始，经中间的渐变走廊（或称渐变区）到近用区，屈光力逐渐、连续递进。（图 7-3）

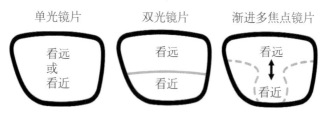

图 7-3　单焦点与多焦点镜片示意

渐进镜不像双光镜会产生像跳现象，外观上也没有双光镜镜片表面的分界线，更美观而易于被佩戴者接受，因而从 20 世纪 90 年代开始逐步取代双光镜成为人们干预儿童、青少年近视进展的手段之一。

一些研究结果支持近用附加镜能有效预防近视发生或减缓近视发展，但也有一些临床测试资料在一定程度上将其否定。后来专家们发现，控制近视进展有效的都是一些有高 AC/A、视近内隐斜或调节滞后严重的孩子。对于近附加值，也有学者提出，近附加必须针对不同人的调节误差，相同度数的近附加不能使所有的佩戴者产生精准的调节，需要根据不同人的不同眼动参数来定制，才能达到最佳的控制效果。

棱镜式双光框架眼镜

从名字就知道，这是在双光镜的基础上增加了棱镜。上面我们提到，双光及渐进多焦点框架眼镜对一些高 AC/A 及近视内隐斜的孩子来说，延缓近视发展效果更好，是因为近附加降低调节需求，伴随的辐辏变化也比较大，实际的辐辏需求相对减少，同时使隐斜向外偏。对于无上述表现的孩子，如果给予近附加，虽然使调节需求下降，但是受调节性辐辏影响，辐辏需求就相对偏大，因为打破了调节与辐辏之间的眼动平衡，容易产生疲劳。

棱镜式双光框架眼镜（图 7-4）的设计原理是根据视近所需的辐辏增加棱镜，重建视近时调节和辐辏的平衡，将视近模拟为视远，以期延缓近视进展。根据目前的文献报道，这种框架眼镜对近视的延缓控制效果属于中等有效。当然，其未来的效果还需要更多的数据支撑。

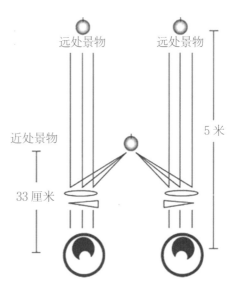

图 7-4　棱镜式双光镜示意

⊙ 周边离焦框架眼镜

前面我们提到过眼球是通过视觉反馈信号来控制其生长和屈光发育的。离焦是一个很重要的视觉反馈信号，它可以改变眼球的生长方式（图7-5）。近年来，临床上大量的动物模型研究也表明：周边离焦在近视的发生和发展过程中起到了非常重要的作用。随着"离焦学说"的提出，各大镜片厂家生产出

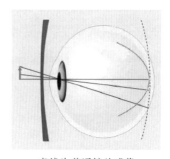

虚线为普通镜片成像
实线为周边离焦镜片成像

图7-5 周边离焦示意

各式各样的离焦类镜片，这些镜片相比单光框架眼镜，或多或少减轻了周边视网膜的远视性离焦。因为设计原理不同，所以各种镜片延缓近视进展的效果报道也不同。

⊙ 角膜塑形镜

角膜塑形镜子（orthokeratology）简称 Ortho-K，俗称"OK镜"，为硬性高透氧材料制造，采用夜间睡觉时佩戴、次日晨起后摘镜的佩戴方式（图7-6），可对近视进行控制和矫正。OK镜目前已被广泛认可并应用于临床控制及矫正近视，取得了较好的效果。

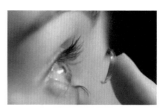

图7-6 角膜塑形镜佩戴

作用机制：角膜塑形镜是一种采用特殊逆几何形态设计的硬性透气性接触镜，中央平坦而中周边陡峭，镜片与泪液层分布不均，由此产生的流体力学效应改变角膜几何形态，对称地、渐进式改变

角膜中央表面形状，使中央区角膜上皮变薄，而中周部角膜厚度增厚，使近视度数暂时降低，从而提高裸眼视力。图7-7为角膜塑形示意。

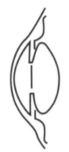 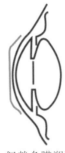 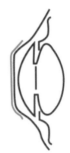

a.使用前角膜形态　　b.佩戴角膜塑形镜　　c.塑形后角膜形态

图7-7　角膜塑形示意

近视控制原理：研究发现佩戴角膜塑形镜后，角膜形态发生变化，使周边视网膜形成了近视性离焦状态。周边视网膜的近视性离焦可减慢近视加深，延缓眼轴增长。

适应人群：角膜塑形对适配人群条件有一定的限制，不是每一个人都适合做角膜塑形。排除佩戴接触镜禁忌证，屈光力在塑形允许范围内，年龄大于8岁，且近视处在进展期的儿童、青少年是比较适合尝试佩戴角膜塑形镜的。当然，在实际工作中，有些看起来各方面条件都合适的配适者也许会出现试戴效果不佳的情况；有些表面上看起来条件不佳的患者也会出现试戴后配适、角膜塑形满意的情况。因此，角膜塑形的适应者选择更多的是靠有经验的临床医师评估判断。

优点：延缓近视进展的效果较显著，是目前控制近视进展效果仅次于阿托品的方法。

缺点：价格较贵。

注意：① 与所有接触镜一样，因镜片接触角膜而影响角膜的生理，由此可能产生相应的并发症。因此，要依照专业指引，按规定做好复查和护理。② 验配较为复杂，需要有经验的眼科视光专业人员。

角膜塑形示意见图 7-8。

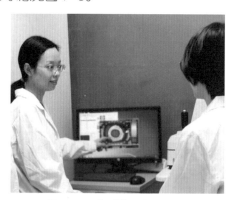

图 7-8　角膜塑形培训示意

周边离焦角膜接触镜

角膜接触镜又叫隐形眼镜，是一种用于矫正各类屈光不正的医用光学器具。周边离焦角膜接触镜，是角膜接触镜中以周边离焦原理设计的特殊类型。

材料：有软性的，也有硬性的。软性的以水凝胶为多，也有硅水凝胶的。硬性的材料与 OK 镜类似。

原理：皆为中心视远，用来改善周边视网膜远视离焦，延缓近视进展。

佩戴：与 OK 镜不同，该类产品为白天佩戴。

近年来，软性周边离焦角膜接触镜引起了业界的兴趣，随之而来产生了多种不同的周边离焦设计。同时，材料也不断进步，产品佩戴的舒适性和透氧性不断改善。此外，大量临床研究也在不断进行中，旨在评估这些新一代软性隐形眼镜的近视控制能力。在佩戴方面，部分软性周边离焦接触镜为日抛式，免去了烦琐的护理，使用更加便捷、安全。

⊙ 阿托品滴眼液

不同浓度的阿托品滴眼液均优于任何其他近视控制的干预措施。较高浓度阿托品滴眼液（1%、0.5%和0.1%）的缺点是散瞳和调节麻痹等副作用明显，且中止治疗后近视加速进展。低浓度阿托品（0.01%）则不仅提供了足够的近视控制能力，其副作用也较前者明显减少，近视反弹效应也显著减少。此外，长期随访发现，与较高浓度阿托品相比，低浓度阿托品的长期近视控制更有效，这使其成为临床实践中更好的选择。

然而，由于还没有更多长期应用的安全性观察，低浓度阿托品滴眼液目前还未被国家药监局批准在临床上用于近视控制，因此，在其未获得批准前，家长应被告知，目前将低浓度阿托品滴眼液用于近视控制仍属于超药物说明用药行为。

⊙ 环戊通和哌仑西平滴眼液

虽然环戊通和哌仑西平提供中等水平的近视控制，然而环戊通有许多副作用，滴眼后可产生扩瞳和调节抑制作用。哌仑西平为水溶性，脂溶性差，较难穿透角膜进入眼内，不易作为眼科制剂。

⊙ 消旋山莨菪碱滴眼液

山莨菪碱在化学结构中比阿托品多引入了羟基，消旋山莨菪碱滴眼液与阿托品滴眼液药理作用相似，但临床作用稍弱。较多研究表明，消旋山莨菪碱滴眼液可有效减缓近视儿童、青少年的眼轴长度增长和近视屈光度增加、维护视力，用药后未出现明显畏光、视物模糊、眼痛、眼痒等现象，裂隙灯检查无明显异常。这表明消旋山莨菪碱滴眼液具有减缓儿童、青少年近视发展的作

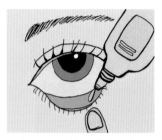

图 7-9　滴眼药水示意

用，并有较好的安全性和耐受性。图 7-9 为滴眼药水示意。

◉ 葛根素滴眼液

　　葛根素是从中药葛根中分离的具有扩冠作用的异黄酮类衍生物，具有扩张血管、改善血液循环的作用。葛根素有广泛而显著的 -β 受体阻滞作用，故能降低眼内压。有文献记载，1% 葛根素滴眼液与 0.5% 噻吗洛尔滴眼液相比，降眼压趋势相似，在快速降眼压方面弱于噻吗洛尔滴眼液，但在维持较长时间低眼压作用方面优于噻吗洛尔滴眼液。

　　有研究显示，葛根素滴眼液用于青少年近视患者，用药后，屈光度增幅和眼轴增幅均比对照组小，与消旋山莨菪碱滴眼液作用相当。而葛根素滴眼液组眼压比消旋山莨菪碱组和对照组低（$p < 0.001$，$p=0.001$），屈光力增幅随眼压降低而减小（$r=0.529$，$p=0.002$）。因此，葛根素滴眼液对青少年近视进展有较好的抑制作用，其作用机制可能与其降眼压的作用有关。

◉ 夏天无滴眼液

　　夏天无是罂粟科植物，又称伏生紫堇，有效成分主要为生物碱普鲁托品。临床上用夏天无提出物制成的眼药水治疗近视，以往临

床报告不少，通常用于治疗假性近视，可提高裸眼视力。近期有学者报告，近视眼青少年使用夏天无滴眼液 3 个月、6 个月之后，显示有较明显控制眼轴增长和眼压下降的效果，但仍需要更多和更长时间的临床观察。

⊙ 物理治疗方法

已用于近视治疗的电疗方法包括平流电疗法、低脉冲频率电疗等。有关近视电疗虽然在不同的试戴与地区有相当广泛的应用，也有种种治疗仪问世，但正式肯定有效的观察报告不多，偶有的报告也通常只有视力进步，而未记录屈光的改变。

磁疗用于治疗近视的方法有戴电眼镜或使用磁疗仪等。但有研究显示，磁疗不能消除近视，剂量较大时，还可能引起晶状体混浊等眼部损害。

用小剂量超声波作用于眼部，通过热效应及机械效应发挥作用。但有学者检测此类超声波近视治疗仪，发现其发射的能量主要是声波，只有极少数量的超声波，用于治疗近视似乎缺乏科学依据。

⊙ 视觉训练

脑视觉（cerebral vision）（图 7-10）指通过视觉系统的外周感觉器官（眼），接受外界环境中一定波长范围内的电磁波刺激，经中枢有关部分进行编码加工和分析后获得的主观感觉，是对可见光的感觉和认知，是目前人类感

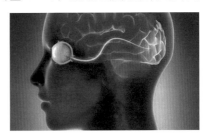

图 7-10　脑视觉示意

知世界、获取信息的主要手段。

眼球的屈光系统主要完成光的聚焦与成像，视觉神经系统则承担了光的信号转换、传递、编码加工和分析，两者相辅相成，共同组成了视觉系统。

视网膜不单具有光信号的转换功能，同时参与了转换后信息的加工处理，在神经生物学中，视网膜被称为"外周脑"。因此，脑视觉应是从视网膜到视中枢整个视觉神经系统最主要的功能体现。

人类的视功能是在后天发育中不断形成和完善的，其过程与眼球和大脑的发育一致，与视觉环境和学习密切相关。各种原因造成的视觉神经系统异常，将导致视觉功能异常。随着脑科学研究的不断发展，视觉系统的可塑性不断得到证实，一些视觉异常可以通过脑视觉训练的方法来治疗。

在近视防控方面，近年来有研究显示，近视即使在矫正至最佳矫正视力后，仍存在一定脑视觉认知功能的缺陷，具体体现在知觉眼位、注视稳定性均与正常对照组存在显著差异。这提示近视的发生发展机制，不仅与局部视网膜调控相关，视觉中枢可能也参与其中。因此，通过有针对性的训练，可提高这些患者的视力，或延缓其近视的发展，但仍需要更多的临床研究。

户外活动

户外活动时间的增加能够有效预防近视的发生，一旦近视发生，还能表现出微弱的近视控制能力。因此，我们推荐把户外活动作为一种简单的方法来降低近视在儿童和青少年中发生发展的风险。

警惕近视控制的误区

当前，近视控制似乎走入一个误区，医生和家长过度期待"神器""神药""神镜"的出现，防控机构也过度宣传角膜塑形的作用，使很多人认为只要戴上了OK镜，近视就控制了，度数就不加深了，于是有意无意地忽略了近视控制的根本是延缓眼轴增长，避免严重并发症的发生。因此，对于已经近视的孩子，包括佩戴角膜塑形镜后视力好的孩子，除了一般的定期复查，还应该检测眼轴和眼压。有条件的，还应该定期检查眼底。

　　此外，近视控制还没有"神药""神镜"，应该采取综合干预措施。

第八章
视力健康 Plus

　　家长：我家孩子瘦瘦的，不愿意活动，是否容易近视？

　　家长：孩子近视，平常吃点什么好？

　　家长：配了眼镜，近视还在不断加深，有没有中医中药的方法？

◉ 人是一个有机的整体

中医认为，人体是由脏腑、经络、形体和官窍共同组成的结构严密、分工有序的整体，有条不紊地进行正常的生理活动。人体的结构互相联系，不可分割；人体的各种功能互相协调，彼此为用。此外，人体生理与精神亦有紧密联系。人体在患病时，体内的各个部分会相互影响，也会对精神产生影响；而精神的异常，也会导致生理的异常。同时，人与环境也相互影响。这种影响，包括人与自然界的统一性，以及人和社会的密切关系。

中医的整体观念，贯穿于中医的所有领域，是中医理论的一大特点。即使用现代观点看，中医的整体观念亦无不体现着科学的智慧。

《黄帝内经》云："五脏六腑之精气，皆上注于目而为之精。""天地之间，六合之内，其气九州、九窍、五脏、十二节，皆通乎天气。"因此，在近视防控中，不能只看到眼睛的问题，而忽略了整个人体，也不要忽略了人与天地自然的关系。

◉ 辨证论治

所谓证，是指在疾病发展过程中某一阶段的病理概括。由于"病"是指疾病的全过程，而"证"是反映疾病在某一特定阶段的病理变化实质，因此，证比病更具体，更具有可操作性。

辨证论治，就是将望、闻、问、切所收集的资料、症状和体征，通过分析、综合，辨清疾病的病因、性质、部位和邪正之间的关系，概括、判断为某种证，并据此确定相应的治疗方法。对于近视，不能简单地看作一种病，期望用一种治疗方法去防控，而应该在整体观念的指导下，用中医辨证论治思维方式，采取更有针对性的群体和个体的干预措施。

神光——中医对视觉生理的阐述

古人认为，人体的一切功能都与体内的"神"有关。"神之在人也大矣！在足能行，在手能握，在舌能言，在鼻能嗅，在耳能听，在目能视。"（《证治准绳》）因此，精力充沛的人"神采奕奕"，双目"炯炯有神"。

视觉的产生源于眼内的"神"——"神光"。"神光者，谓目中自然能视之精华也。"（《审视瑶函》）人类所见的世界，是目中"神光"发越所达。

"神光"由脏腑的精气滋养。《黄帝内经》云："目者，五脏六腑之精也，营卫魂魄之所常营也，神气之所生也。"这说明了眼目中"精"的来源及其与"神"（神光）的关系。

玄府学说

"玄府"一词源于《黄帝内经》，金代刘完素开眼科玄府学说之先河，其《素问·玄机原病式》曰："人之眼、耳、鼻、舌、身、意，神识能为用者，皆由升降出入之通利也；有所闭塞者，不能为用也。若目无所见，耳无所闻，鼻不闻臭，舌不知味……悉由热气怫郁，玄府闭塞而致，气液血脉营卫精神，不能升降出入故也。"

玄府于五脏六腑，四肢百骸无处不有，是气、血、津、液、精、神升降出入的通道门户。各部玄府通利，脏腑精气方能上注于目，则目视精明；一旦玄府闭塞，升降出入失常，则目失濡养，神光不能发越。

⊙ 中医对近视的认识

近视的记载可以追溯到我国最早的医书《黄帝内经》。古代医家称之为"目不能远视""能近怯远症"等，指的是眼睛没有任何不适，外部也没有任何体征，只是看远处模糊，看近处比较清晰，直到清代才开始称为"近视"。由于一些近视度数高者为了使成像清晰，会把眼睛眯起来看，因此在民间，近视又有"觑觑眼"的俗称。

近视的病理机制可概括为以下三点：

（1）劳伤心气、气损及阳、阳虚阴盛，目中神光不能发越于远处，故视远模糊，视近尚清。

（2）脾气虚弱，脏腑精气运化不足。

（3）肝血肾精耗伤，不能养目以致神光衰微，而视物昏蒙。

⊙ 近视的中药治疗

近视的中药治疗方法有单方和辨证分型治疗，单方有以增光片补心益气，近视复明丸疏肝健脾、升阳明目等。

辨证分型治疗则按照近视的病机，各医家根据临床症候分型。如有分为心阳不足和肝肾两虚二型；有分为肝肾不足、心气虚弱型，脾肾阳虚型，阴虚火旺型，肝气郁结型四型；还有提出近视治疗六法，即升阳泻阴法、补阴壮阳法、益心定志法、养血安神法、舒肝明目法和温补命门法。总的原则是消除致病的外因，用补益之剂结合通调之法，调整肝胆心肾等脏腑功能，使阴阳平衡、精充血旺、玄府通利、神光远达。

● 近视的针刺疗法

针灸治疗近视始见于西晋时期的《针灸甲乙经》。

针刺防治近视的穴位选择，局部取穴均为眼周为主，如睛明、承泣、四白、攒竹等；远部取穴多为风池、合谷、光明、太溪、太冲、足三里、肝俞、肾俞等。局部取穴常与远部取穴配合应用。此外，也有结合子午流注取穴方法进行针刺治疗者。刺针有毫针、梅花针、耳针等多种选择。

● 近视针刺疗法的有效机制

图 8-1 为眼周穴位示意。

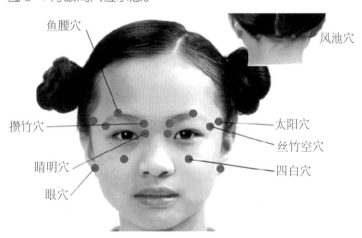

鱼腰穴

风池穴

攒竹穴

太阳穴

丝竹空穴

睛明穴

四白穴

眼穴

图 8-1　眼周穴位示意

临床研究已经证实，针刺可以提高轻度、中度青少年近视者的裸眼视力；取眼周穴位为主穴，合谷穴为配穴的针刺疗法，可以明显改善青少年近视患者的调节幅度，但对调节影响的确切机制还不明了。因此，针刺治疗提高视力的机制究竟是通过改善调节（调节机制）还是其他机制（如中枢机制）还有待进一步研究。

从古今临床治疗实践来看，针刺疗法对提高近视者的裸眼视力效果确切，但在防控近视方面的研究还不多，尤其缺少对眼轴及屈光力影响的观察。

◉ 近视针刺疗法的不良反应

针刺治疗近视只要操作得当，就不会对眼球产生影响。对于针刺引起的眶区皮下出血，也就是俗称的"熊猫眼"，有时会发生。青少年眼眶区软组织较致密紧实，一般发生"熊猫眼"的概率较小，出血量少，吸收也较快。一般 1～3 周可消失，对眼睛无不良影响。

针刺治疗是医疗行为，要找正规的中医师进行。

◉ 近视的艾灸治疗

灸法是中医传统外治法之一，可对人体起到预防保健和治疗疾病的作用。艾灸的操作相对针刺容易，治疗过程中患者有舒适感，因此很受欢迎。在防治近视方面，艾灸可以温通经脉、升阳益气，以利于神光发越于远。

艾灸有明灸、温灸等不同方式。有文献报道，艾灸劳宫穴（或艾灸劳宫穴联合按摩）、百会穴等治疗近视可提高近视患者视力，但未见对屈光力及眼轴等有影响。图 8-2 为艾灸示例。

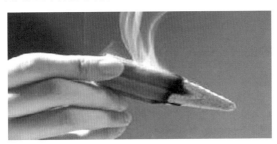

图 8-2　艾灸示例

艾灸的注意事项

艾灸应注意以下四点：

（1）在空气流通、清洁干燥的房间中进行。

（2）儿童施灸时要格外小心，大人要将自己的手放在儿童施灸的部位，以感知儿童灸温的强弱，谨防烫伤。

（3）施灸时间不宜过长，以免烫伤起疱。

（4）女生经期禁灸。

艾灸的穴位禁忌

《针灸大成》指出眼部周围穴位不能施灸："睛明、迎香、承泣、丝竹空，皆禁灸何也？曰：四穴近目，目畏火，故禁灸也。"

有专家认为，经常性人为造成眼球温度过高，有可能使巩膜硬度下降，破坏巩膜张力与眼内压的生理平衡。在眼内压的作用下，眼轴容易延长而造成近视加深。因此，对眼部进行艾灸控制近视或治疗弱视的方法值得商榷，临床上要十分谨慎。

近视的耳穴疗法

耳穴疗法采用的方式有耳穴埋针、药物贴压或按摩等，常用穴位以目一、目二、眼、肝、肾、心、神门等穴为主。图8-3为耳部穴位示意。

相较针灸，该方法具有操作简便、创痛量小、疗效持久等特点，易被痛阈较低、年龄较小的患者接受，广泛应用于眼科疾病的治疗。青少年有学习忙碌、惧怕疼痛的特点，而耳穴疗法取穴少而精，简便

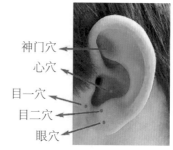

图8-3　耳部穴位示意

易行，因此适合用于近视的早期干预治疗。除了单独使用，耳穴也可以配合其他疗法用于近视的治疗。

值得注意的是，耳穴虽然操作简单，但是家长不一定会找准相应的耳穴，对于耳穴的贴压，往往会"差之毫厘，失之千里"。因此，还是建议让医护人员进行规范操作。

与针灸疗法一样，耳穴疗法治疗近视的疗效报道多为提高视力，少见防控近视方面的研究。

⦿ 近视的砭石疗法

砭石（图8-4）是我国最古老的治疗工具，是中医外治法的鼻祖，在《史记》中就有战国时期名医扁鹊采用"厉针砥石"治病的记载。《脉法》一书记载了开启经脉的砭石疗法，说明砭石疗法与经脉之间的密切联系。

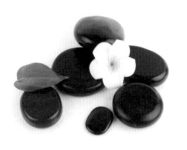

图 8-4　砭石

人体十二经脉中有 8 条经脉是以眼部作为集散之处的，而脏腑表里相通，可以说十二经脉直接或间接地与眼有关联。《灵枢·邪气脏腑病形》曰："十二经脉，三百六十五络，其血气皆上于面而走空窍，其精阳气上走于目而为睛。"故应用砭石调理相关经脉，可以疏通经络、滋养气血，从而达到防控近视的目的。

儿童、青少年近视以虚为本，基本病机为心阳不足、脾气虚弱、肝肾两虚，局部病变在目。足太阳膀胱经起于精明穴，交于督脉直至巅顶（百会穴），历来是临床上治疗头颈部疾患的重要经脉，根据"经脉所过，主治所及"的经络特点，利用砭石作用于足太阳膀胱经和督脉，可疏通经脉，行气活血，濡养双目，起到提高视力的作用。

◉ 近视的家庭保健按摩

家庭护眼保健推拿既可以保持亲子互动，又可以舒缓孩子眼疲劳。以下方法以中医小儿推拿理论为指导，以小儿特定穴为操作部位，选取 6 个步骤进行手法按摩，组成一套亲子眼保健操，全部时长共计约 8 分钟。

1. 行熨目

让孩子放松，闭眼，家长将双手大鱼际搓热，覆盖在孩子眼睛上，使热力渗透双眼，重复 3 次。

2. 开天门

天门位于两眉之间，向上至发际线。家长用两手大拇指交替从眉心推至前发际线，数 8 个八拍。

3. 推坎宫

坎宫自眉心向眉梢成一直线。家长双手放在孩子头两侧，大拇指分别从眉心推向两侧眉梢，数 8 个八拍。

4. 揉太阳

家长双手各一指放在两侧太阳穴，顺时针揉按，数 8 个八拍。

5. 揉耳后高骨

耳后高骨是在两侧耳朵后可以摸到的一处凸起的骨头。家长双手放在孩子头两侧，大拇指放在两侧耳后高骨，顺时针揉按，数 8 个八拍。

6. 擦宝瓶

宝瓶位于鼻子两侧，从鼻翼沿鼻至内眼角。家长双手食指置于鼻翼两侧，沿鼻子向内眼角上下擦动，数 8 个八拍。

近视家庭保健按摩请扫描二维码（图8-5），观看示范动图。

注意：

（1）按摩前要清洁按摩部位，按摩者要先洗手。

（2）由于孩子肌肤娇嫩，因此在推拿时，要求手法轻快柔和，切勿擦伤皮肤。

扫描二维码，观看示范动图

图8-5 近视家庭保健按摩动图

中医体质及体质辨识

《灵枢·寿夭刚柔》曰："人之生也，有刚有柔，有弱有强，有短有长，有阴有阳。"人体体质是人群及人群中的个体在遗传的基础上，在环境的影响下，在生长、发育和衰老过程中形成的功能、结构和代谢上相对稳定的特殊状态。这种特殊状态往往决定着其生理反应的特异性及对某种致病因子的易感性和所产生病变类型的倾向性。目前，较有代表性的中医体质分类方法是九分法，即结合临床观察以及古代和现代体质分类的有关认识，将中医体质分为平和质、气虚质、阳虚质、阴虚质、痰湿质、湿热质、血瘀质、气郁质、特禀质9种基本类型。

需要注意的是，偏颇体质是相对于平和体质而言的，并不是疾病状态，可以理解为偏颇体质较平和体质更易生病。

体质受先天因素、后天因素的影响形成，因而具有可调节性，通过对饮食营养、生活起居、精神情志等因素的及时调节，使偏颇的体质日渐平和，有降低或消除疾病发生的可能性。

近视者的中医体质

我国儿童、青少年近视具有低龄化、快速化、重度化发展的特点。逐年升高的近视发病率主要与学生学习负担大、体育活动减少、体能下降、长时间近距离用眼，以及其他不正确的用眼习惯和生活行为等有关，而这些因素也是造成近视者体质偏颇的重要原因。

近年来，已有关于儿童、青少年近视患者的中医体质研究显示，近视者的体质与年龄、地域、近视屈光力等有关。在少儿近视人群中，气虚质、阴虚质、阳虚质较普遍，而在其他年龄人群中则有其他的偏颇体质。可以认为，这些体质的偏颇与儿童、青少年的近视发生发展有一定关系。因此，调理偏颇体质是遵循中医整体观防控近视的重要手段。

必须指出的是，儿童、青少年近视眼的体质辨识有其特殊性，不宜使用普通成人的体质辨识方式。

近视者的偏颇体质调理

儿童、青少年近视者的偏颇体质调理主要从生活习惯、日常饮食、体育锻炼、心理疏导和中药保健五方面着手。

1. 生活习惯

不同体质者有不同的生活习惯调养方式，如阴虚体质的孩子应注意起居有规律，环境宜安静，睡前不要剧烈运动，不要玩游戏和听快节奏音乐，应保持平和好心情，不抱怨，少发火，切勿大喜大悲；而气虚、阳虚体质的孩子，平时要注意保暖，避免运动出汗后受风，养成用温水泡脚的好习惯，多交朋友，多培养兴趣爱好。

2. 日常饮食

随着经济的繁荣和物产的丰富，人们可挑选的食物变得纷杂多样，但对于日常调养，千万不要人云亦云，盲目推崇所谓稀有的、贵重的补品。选对适合体质的食品，才能起到事半功倍的效果。以动物肝脏为例，鸡肝、羊肝、猪肝虽都有明目的功效，但对于不同体质者，气虚者宜吃鸡肝，阳虚者宜吃羊肝，而阴虚者更适宜吃猪肝。

3. 体育锻炼

体育锻炼可以强身健体，但不同的体质适合的运动也有讲究。阴虚体质宜选择舒缓、轻柔的运动，如太极拳、瑜伽、游泳等。运动练习时最好配合有节律的呼吸运动进行训练，全身有节律、平缓、柔和的肌肉运动，能使精神和身体充分放松。对于阳虚体质者，建议进行一些户外体育活动，阳光充足的环境更宜。活动方式多采用节奏较快、动作幅度较大，对骨骼带有适当冲击力的蹦跳动作，如打篮球、跳绳等。每次运动的时间不宜太长，以间歇多次运动为主，这样可有助于激发阳气的上升，促进骨骼肌肉生长发育。气虚体质者宜多进行具有丰富趣味性和变化性的球类运动，如羽毛球、乒乓球等。

须注意的是，每次锻炼都要掌握适当的运动量。一般情况下，先从小运动量开始，再逐渐加大，建议隔日运动，每次锻炼时间不少于 30 分钟，这样既可以消除运动后的机体疲劳，又可以防止运动损伤。

4. 心理疏导

青春期是生长发育过程中的一个阶段，是由社会和人类本身共同影响而产生的。近视发生和发展时期，正是孩子的青春期。研究发现，视力与心理健康也有着十分紧密的联系，近视的孩子具有较高的敏感性、较低的稳定性，有恒性、怀疑性等特点。如儿童、青少年近视后，会出现慢性易激惹以及情绪不稳定等情况，部分孩子会因为视力受损而更为被动、依赖，需要帮助或懒于努力，而戴框架眼镜的学生则易于形成内向、好静、对人冷淡的性格。这些性格特征又与体质有一定关系，因此在近视防治中，家长和老师除了要指引孩子进行有针对性的体育锻炼和给予相应的饮食外，还要注意进行有针对性的心理疏导，尤其是对处于青春期的孩子或性格较为叛逆的孩子。

5. 中药调理

对于偏颇体质明显的孩子，要按照其体质有针对性地给予中药调理。中药调理应在中医医师的指导下，在正确体质辨识之后施行。切忌不按病机、不分药理、不辨体质地使用中药。

⊙ "天人合一"，建构健康的视觉认知

"天人合一" 是中国文化贡献给人类世界的智慧。

在大自然中，人是非常渺小的生物个体，人只有顺应大自然的变化，与大自然融为一体，和谐相处，才能保持健康。

研究表明，儿童眼球和大脑的发育基本同步，是在后天完善的。人的视觉认知是后天形成的，是在成长的环境中通过不断地学习和锻炼而建构的，是环境、眼、脑及全身躯体四肢脏腑经络等相互驱动下不断完善的。